含章 新实用

美食菜谱 / 中医理疗
阅读图文之美 / 优享健康生活

U0311939

图解面诊手诊

于雅婷 孙平 主编

江苏凤凰科学技术出版社

图书在版编目（CIP）数据

图解面诊手诊 / 于雅婷, 孙平主编 . -- 南京 : 江苏凤凰科学技术出版社 , 2020.5
ISBN 978-7-5713-0584-0

Ⅰ . ①图… Ⅱ . ①于… ②孙… Ⅲ . ①望诊（中医）–图解②掌纹 – 望诊（中医）– 图解 Ⅳ . ① R241.2-64

中国版本图书馆 CIP 数据核字 (2019) 第 178730 号

图解面诊手诊

主　　　编	于雅婷　孙　平	
责 任 编 辑	樊　明　祝　萍	
责 任 校 对	杜秋宁	
责 任 监 制	方　晨	

出 版 发 行	江苏凤凰科学技术出版社	
出版社地址	南京市湖南路 1 号 A 楼，邮编：210009	
出版社网址	http://www.pspress.cn	
印　　　刷	天津旭丰源印刷有限公司	

开　　　本	718mm×1 000mm	1/16	
印　　　张	15		
插　　　页	1		
字　　　数	200 000		
版　　　次	2020 年 5 月第 1 版		
印　　　次	2020 年 5 月第 1 次印刷		

标 准 书 号	ISBN 978-7-5713-0584-0
定　　　价	35.00 元

图书如有印装质量问题，可随时向我社出版科调换。

望面观手，把握健康很容易

中医面诊和手诊，在我国有着悠久的历史，是历代医家几千年来诊断疾病的宝贵经验的积累。2000多年前的《黄帝内经》认为，人体的局部和整体具有"辩证统一"的关系，即身体的每一个局部都与全身的脏腑、经络等密切相关。因此在诊病时，通过观察五官、手掌等就可以了解人的健康状况。

人体面部的络脉丰富，为脏腑气血之外荣，经脉之所聚。《灵枢·邪气脏腑病形篇》曰："十二经脉，三百六十五络，其血气皆上于面而走空（孔）窍。"中医认为，人体的五脏六腑在面部都有一定的反射区，而脸面就是脏腑的"外衣"。面诊就是通过观察面部中各反射区的神、色、形态等的变化，进而判断五脏六腑各个部位的健康状况。

通过面部的望诊，不仅能诊察出面部本身的病变，而且可以了解"正气"的盛衰及"邪气"的深浅，推测病情的进退顺逆。因此，面诊在诊断学上具有十分重要的意义。通过诊察面部，可以探知相关脏腑的疾病，从而采取恰当的诊疗措施，及时进行诊疗、医治，祛病强身，获得健康美好的生活。

手是人体全身脏腑器官的完整缩影，人体组织器官的病变均可在手的某些区域得以体现。《灵枢》中有诊鱼际纹路之法及爪甲诊病法；唐代王超《水镜图诀》中介绍过小儿指纹诊病法。此外，手部还有大片的病理反射区，是神经的聚集点。一只手的正反面有70多个病理反射区和治疗穴位。临床实践证明，对这些穴位区进行刺激，可调治近百种疾病。

近年来，面诊与手诊越来越受到人们的欢迎，在经济发达的欧美国家还出现了众多面诊、手诊的医学专家。面诊、手诊之所以发展如此迅速，是因为用这种方法诊断的准确率高，能及时发现病情，而且不论肤色人种，一律通用。既无须任何仪器，又无创伤、无毒副作用，随时随地可以进行诊察。

随着手诊法一同兴起的手疗法，是一种无创伤、无副作用，随时可以进行的治疗方法。其操作简便、易学易懂、疗效显著、经济安全的特点，符合老百姓对治疗方法"简、便、廉、验"的要求，在民间得到了广泛的应用，并广为流传。

经络穴位治疗也是中医学留给后世的宝贵财富之一。根据刺激手段的不同，可分为按摩、针灸、拔罐、艾灸等，其中最简单、最常用的要数按摩疗法。按摩疗法入门简单，不需要理解艰深的知识，也不需要使用专业的医疗器械，而且对鼻炎、头痛、腹痛等一些常见病有较好的辅助治疗效果，对高血压、糖尿病等也有很好的调理、保健功能。

本书首先介绍了相关的面诊、手诊基础知识，内容详尽且通俗易懂，为初学者打开了面诊手诊学习的大门。然后详细讲解了多种常见疾病的面诊、手诊方法，让读者可以学到简便实用的诊病技巧。同时，还详细讲解了常见疾病的手疗法和穴位疗法。另外，针对每种疾病的治疗，还特别配备了养生保健的药膳方剂。这些都是本书的亮点，即不管是诊断，还是治疗，均内容丰富且方法多样，读者可以根据自己的喜好和情况，选择适合自己的诊治方法。

本书将详尽的图示与文字有机地结合，在阅读时，读者可以更直观地参照图示来对照自身面部、手部的变化特征，诊断自身的病痛，有效去除病灶，预防疾病的发生。这是一本"一专多能"的综合性读物，有着通俗的语言与易学好懂的例证，适合各年龄段关注自身健康的人。希望本书可以成为您和家人以及朋友在健康路上的"好伙伴"，衷心地祝愿您一生健康、平安！

目录

第一章
认识面诊与手诊

第二章
面部的诊病方法

第三章
观手诊病的方法

第四章
常见疾病的诊疗法

第一章

认识面诊与手诊

中医面诊和手诊在我国有着悠久的历史，是我国历代医家几千年来诊断疾病的宝贵经验的积累。2000多年前的《黄帝内经》就认为人体的局部和整体具有辩证统一的关系，即人的身体的每一个局部都与全身的脏腑、经络等密切相关。因此在诊病时，通过观察五官、手掌等就可以了解人的健康状况。本章对面诊和手诊的基础知识进行了介绍，其中包括：什么是面诊、面诊的理论依据、头面部的脏腑反射区、面诊的要点、什么是手诊、手诊的理论依据、手疗和手疗的基本操作方法等。

什么是面诊

　　中医面诊是我国历代医家几千年来诊断疾病的宝贵经验积累，在我国有着悠久的历史。在古代，中医利用人的面部呈现出的各种特征来确定这个人是否患病以及患病的轻重，因此有"察言观色"的说法。那么，什么是面诊呢？

本节名词

❶ 脏象学说

　　又被称为"藏象学说""脏腑学说"。"脏象"是机体内脏的生理活动和病理变化反映于外的征象。脏象学说是中国传统医学中研究人体脏腑的生理功能、病理变化以及其相互关系的学说。

❷ 辨证论治

　　"辨证"一般是指把"四诊"（望诊、闻诊、问诊、切诊）所收集的资料、症状和体征，进行分析和综合，辨清疾病的病因、性质、部位，以及邪正之间的关系，从而概括、判断病症的性质。"论治"又被称为"施治"，即根据辨证的结果，确定相应的治疗方法。

　　面诊就是透过人的面部反射区观察其脏腑疾病与健康状况的诊法，即医生运用望、闻、问、切的诊断方法来对面部整体及五官进行观察，从而判断人体全身与局部的病变情况。通过对面部形态、颜色、皮肤、瑕点分布等方面的观察，从而得知脏腑、经络、气血功能的状态，简而言之就是"看五官，观气色，辨脏腑之病"。

　　根据**脏象学说**❶的理论，人体内在的五脏各自与外在的五官七窍相连，是人体与外界相互联系的通道。所谓"五官"，是指眼、鼻、口、舌和耳，它们是五脏的感受器。"七窍"，是指头面部的7个孔窍，即2只眼睛、2只耳朵、2个鼻孔和口。五脏的精气通于七窍，头面部能直接反映人的身体状况。因此，每当人体有潜伏的病症时，头面部就会相应地出现一些变化。

　　中医中望、闻、问、切的诊断方法都是为**辨证论治**❷服务的。而面诊属中医望诊的范畴。通过对头发、面部、五官的形色等方面的观察，从中获得脏腑、气血等各种病理变化的部分情况，成为辨证和论治的一种依据。"有诸于内，必行诸于外"是中医学朴素的辩证法。所谓"相由心生"是由于脏腑与面部之间有紧密的联系，内在五脏六腑的病理变化或是心理变化，都会表现在头面部的相关区域中，所以对头面部的望诊最能洞察病机，掌握病情。

　　"疾病欲来神色变"。身体的变化过程，无论是从健康到生病，或是由病态到慢慢康复，其转变大多是循序渐进的，而且一定会出现某些征兆。正如《望诊遵经》所说："将欲治之，必先诊之。"如果我们能够仔细、认真地观察人的五官七窍，发现其中的细微变化，及早采取措施，便可趋吉避凶。

面诊流程

面诊流程图

面诊是中医诊断学的一个重要的组成部分，它通过观察人的面部形态、颜色、神态等的变化来搜集所需要的诊断信息。

面部八卦与五脏反射区的分布

古人将人的面部与乾、坤、坎、离、兑五卦对应，又与人体脏腑对应，作为望诊的依据。中医学认为人的面部五官端正、轮廓分明、光泽有神是人的身体健康的标志。

面诊的理论依据

《黄帝内经》是面诊理论形成的代表作。早在 2000 多年前，《黄帝内经》中《灵枢·邪气脏腑病形篇》就指出："十二经脉，三百六十五络，其血气皆上于面而走空（孔）窍。"说明人体的内脏功能和气血状况在面部都有相应表现，人们可以通过对人体面部出现的各种状况的观察来了解人体的健康状况和病情变化。

本节名词

❶ 心主血脉

指"心气"推动和调节血脉循行于脉中，周流全身的作用。

❷ 手足三阳经

"手三阳经"是手阳明大肠经、手太阳小肠经和手少阳三焦经的总称。它分布在手臂的外侧，属表，由手走头，所以叫"手三阳经"。

"足三阳经"指十二经脉中的 3 条经脉，即足阳明胃经、足太阳膀胱经、足少阳胆经，它们分布在腿的外侧和后侧，属表。其循行方向均由头部经过躯干部、下肢外侧而止于足部。

面部为诸多经脉的汇聚之所

心主血脉❶，其华在面，**手足三阳经❷**皆上行于头面。面部的血脉丰盛，为脏腑气血之所荣。

中医学通过长期大量的医疗实践，逐渐认识到人体是一个统一的有机整体。它以五脏为中心，经络为通道，气血为媒介，内联脏腑，外络肌肤，感观四肢百骸。人体的各个部分相互联系，相互影响，相互作用。因此，人体内脏器的变化会在身体外部表现出来；身体外部的变化，也会影响到内部组织器官的变化。局部的病变可影响到全身；反之，全身病变也可在局部，如头发、面部、目、鼻、唇、耳等部位反映出来。因而望诊人体各部位的形态、气色变化等，可以判断出其内在各脏腑的功能状态。这就是面诊的基本理论依据，其相对较完善的理论系统早在《黄帝内经》中就已经形成。

面部变化较其他部位更容易把握

人体面部的皮肤薄嫩，处于人体的最高处，其色泽变化易于外露，所以在望诊中也最容易把握。

观察人体外部的异常，可以探知人体内部的变化，进而判断人体内部的脏器可能发生的病变。即《黄帝内经》所言——"视其外应以知其内脏，则知所病矣。"如元代医学家朱震亨所说："欲知其内者，当以观乎外，诊于外者，斯以知其内。盖有诸内，必形诸外。"身体的变化过程虽然多循序渐进且缓慢、不易被察觉，但是都有蛛丝马迹可循。我们平时要留心观察五官，以发现其细微的变化，进而探知变化发生的原因，从而避免疾病的恶化。

面部与人体的对应

人的头面部是许多经脉的汇聚之地

人体的许多经脉都上行至头面部，人体经脉运行自如是脏腑精气充足的表现。所以，观察人的面部可以作为诊断脏腑病变的一种手段。

足少阳胆经

手太阳小肠经

手少阳三焦经

手阳明大肠经

足阳明胃经

面部与人体各部位的对应

人体的面部与全身各部分都有一定的对应关系，我们可以利用这种对应关系来判断人的身体各部位的变化。下图所示为面部侧面与人体各部位的对应关系，另一面与此面对称。

胸（乳房）

胆囊

小肠

背

肩关节

臂

肾

脐

大腿

膝关节

小腿

足

头面

咽喉

肺

心

肝

脾

子宫

膀胱

胃

大腿内侧

大肠

头面部的脏腑反射区

人的面部可以反映身体各部位的生理信息，因而面部成为了人作为整体的完整的缩影。面部的各部分又分属不同的脏腑，是面部望诊的基础。清朝医学家陈士铎说："看病必察色，察色必观面，而各有部位，不可不知。"

本节名词

❶ 热病

有3种含义，一是指冬天受寒，到了夏季，因时令之热而发的疾病；二是指痘疮，即"天花"的古称；三是泛指一切急性发作，以体温增高为主要症状的疾病。

❷ 眦

指眼角，即上下眼睑的接合处。靠近鼻子的称"内眦"，靠近两鬓的称"外眦"。

❸ 薄泽

诊断学名词，望诊的内容之一。指色泽浮薄明亮。多主病在表，属阳。

脏腑在面部的反射区

《灵枢·五色篇》中将人的面部比喻为一座宫廷院落，鼻居中央，地位最高，故曰"明堂"。其余各部，皆形象化地予以想象：眉间称阙，额称庭（颜），颊侧称藩，耳门称蔽。正如《望诊遵经》所说："首面上于阙庭，王宫在于下极，五脏次于中央，六腑挟其两侧。"这是面部上脏腑分布的总规律。

面部的各部分与五脏均有对应关系：庭候首面，阙上候咽喉，阙中（印堂）候肺，阙下（下极）候心，下极之下（年寿）候肝，肝部左右候胆，肝下候脾，方上（脾两旁）候胃，中央（颧下）候大肠，挟大肠候肾，明堂（鼻端）以上候小肠，明堂以下候膀胱、子宫处。

《素问·刺热篇》把五脏与面部的相关部位划分为左颊候肝、右颊候肺、额候心、颏候肾、鼻候脾，并说："热病❶从部所起者，至期而已""肝热病者，左颊先赤；心热病者，颜先赤；脾热病者，鼻先赤；肺热病者，右颊先赤；肾热病者，颐先赤"。虽然这是从热病的角度来划分的，但后世医家把它扩展推广到了对一切疾病的望诊上。

《灵枢·五阅五使》中说："五官者，五脏之阅也。"所谓"阅"，是见于外而历历可察之意。据此，喘息鼻张是肺病，眦❷青者是肝病，唇黄者是脾病，舌卷短而颧赤是心病，颧与颜黑是肾病。肾开窍于耳，当为耳黑。临床上，可以将此作为望面色的补充，且可据五脏与五体的联系，以诊断皮、肉、气、血、筋、骨之病。例如《灵枢·卫气失常篇》中说："色起两眉薄泽❸者，病在皮；唇色青黄赤白黑者，病在肌肉；营气濡然者，病在血气；目色青黄赤白黑者，病在筋；耳焦枯受尘垢，病在骨。"

面部反射区

《黄帝内经》对面部的分区

《黄帝内经·灵枢·五色篇》把人体的面部分为：鼻部称为明堂，眉间称为阙，额称庭（颜），颊侧称为藩，耳门称为蔽。

面部反射区

人体的面部是一个全息图，不仅脏腑在面部有分布，人体的各个器官也按照一定的规律分布在面部。

眼与脏腑的分属

《灵枢·大惑论》曰："五脏六腑之精气，皆上注于目而为之精。"可以说目为肝之官，心之使，阴阳之所会，宗脉之所聚，营卫魂魄之所常营，神气之所生，气之清明者也。总之，眼睛与五脏六腑、经络筋骨、精神气血都有着密切的联系。可以通过人体面部的眼睛探察人体内五脏六腑的变化，对某些病症的诊断亦具有见微知著的意义。

眼为筋骨、血气、肌肉之部

《灵枢·大惑论》中认为，精之窠为眼，骨之精为瞳子，筋之精为黑眼，血之精为络，窠气之精为白眼，肌肉之精为约束，裹撷筋骨血气之精而与脉并为系，此系上属于脑，后出于项中。筋骨、肌肉、气血又分属于五脏，后世医家据此发展为"五轮学说"，《秘传眼科龙木论》分为肉轮、血轮、气轮、风轮、水轮，并以此检测相应脏腑的病变。

眼为五脏六腑之部

据《黄帝内经》所述，因肝属风，主筋，所以黑睛被称为"风轮"，属肝与胆；心主血脉，故内外眦的血络被称为"血轮"，属心与小肠；因脾主肌肉，所以眼睑被称为"肉轮"，属脾与胃；肺主气，其色白，故白睛被称为"气轮"，属肺与大肠；因肾属水，主骨生髓，所以瞳被称为"水轮"，属肾与膀胱。另有八廓❶之说，以八卦方位分别对应脏腑。

眼为经络阴阳之部

据《黄帝内经》记载，直接与眼有联系的经脉有：足太阳、足阳明、足少阳；手太阳、手少阳、手少阴；足厥阴；任脉、督脉、阴阳跷脉。经筋则有：足太阳、足阳明、足少阳；手太阳、手少阳。且太阳为上睑，阳明为下睑，少阳结于目眦为外维。据《灵枢·论疾诊尺篇》记载，赤脉从上向下者，属太阳病❷；从下向上者，属阳明病；从外向内者，属少阳病。据《灵枢·热病篇》记载，目赤从内眦始者，属阴病。《灵枢·大惑论》认为，瞳子黑眼法于阴，白眼赤脉法于阳。眼睑上为阳，下为阴；左为阳，右为阴；外眦为阳，内眦为阴。

本节名词

❶ 八廓

历代中医中的眼科将外眼划分为8个部位（或方位），名为"八廓"。一般用自然界中的8种物质现象或代表它们的八卦来命名。即天（乾）、水（坎）、山（艮）、雷（震）、风（巽）、火（离）、地（坤）、泽（兑）。

❷ 太阳病

凡出现发热、恶寒、头痛、项强、脉浮等症状都叫"太阳病"。"太阳病"分为经证和腑证两类。经证是邪在肌表的病变；腑证是太阳经邪不解而内传于膀胱所引起的病变。

眼与脏腑的分属

脏腑在眼的分布

　　眼睛之所以能辨识万物，原因在于五脏六腑精气的滋养。如果脏腑功能失调，精气不能充足、流畅地注入眼睛，就会影响眼睛的正常功能。脏腑在眼睛上的分区如图所示：

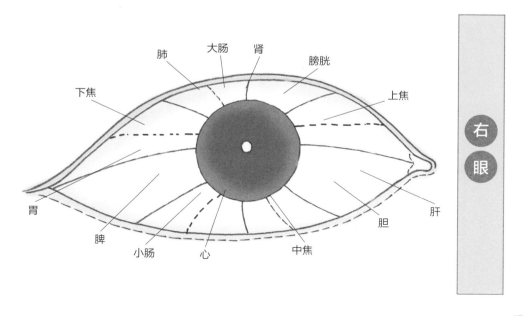

❶ 全息论

为中医学的一种理论。它认为人体是一个有机整体，内脏中出现疾病会反映到体表。它实际上与我国古代哲学中"天人合一"的概念相一致。

❷ 九窍

一般指人体的两眼、两耳、两鼻孔、口、前阴尿道和后阴肛门。

❸ 鼻渊

鼻科的常见病、多发病之一。指以鼻流浊涕，如泉下渗，量多不止为主要特征的鼻病。常伴头痛、鼻塞、嗅觉减退、鼻窦区疼痛、日久则虚眩不已等症状。相当于现代医学所说的化脓性鼻窦炎。

鼻与脏腑的分属

《素问·金匮真言论》中说："西方白色，入通于肺，开窍于鼻，藏精于肺。"《灵枢·脉度篇》中又指出："肺气通于鼻，肺和则鼻能知香臭矣。"可见，鼻与脏腑中的肺相对应。但从**全息论❶**的角度来看，鼻与人体内的各脏腑器官都有联系。

中医学认为，鼻是体表的一个器官，与肺、脾、胆、肾、心等脏腑都有密切的生理和病理关系。所以，望面诊病时，观察鼻部周围颜色的变化是其中的重要环节。要想诊断准确，首先必须明确鼻部上的不同穴位与身体的对应关系。

肺在面部中所属的区域分布于两眉内侧端连线之中点。肺主鼻，鼻为肺之窍、肺之官；肺气上接气道，通于鼻，构成肺系。肺气充满则能与鼻共司呼吸，助发音，知香臭；肺系是否有病可以在鼻上反映出来，鼻部的变化也可用以判断肺系是否健康。

脾在面部上所属的区域分布于鼻准头上缘的正中线上。鼻为血脉聚集之处，而脾脏具有统率血、化生血的功能。脾的统血、生血功能可以影响鼻的生理功能，其完成需靠脾气升清的功能协助；脾经有病，则头面诸窍，包括鼻在内的"**九窍❷**"均会失去正常的生理功能。脾不健康便"九窍"不利。

胆在面部上所属的区域分布于目内眦之下，肝穴外侧。胆经之气上通于脑，下通于鼻，胆热移脑则可影响鼻，发生**鼻渊❸**。肾在面部上所属的区域分布在两外耳道口连线与鼻中线的交叉点处。鼻司呼吸，依靠肾气协助。其中肺主呼出，而肾主纳入。肾不纳气则引发哮喘；肾气不足或肾阳虚弱，则鼻易为风寒所袭，可表现为多嚏。

心在面部上所属的区域分布于两目内眦连线之中点处。鼻主嗅觉，需要心经的功能协助参与，所以也可以说"心主嗅"。"心主脉"，鼻为血脉聚集之处，心的健康与否可以影响和导致鼻病。

肝在面部上所属的区域分布于鼻梁最高点之下方，两颧连线与鼻正中线交叉点，心穴与脾穴连线之中点处。如果肝出现问题，会在这一位置有所反映。

鼻全息图

鼻全息图

对鼻子进行分区，各区域与人体五脏六腑及四肢相对应，我们可以借此来推断身体健康的变化。从整体来看，人体的各部位在鼻子上的分布就像一个"坐着的人"。

鼻子的颜色与征象

根据鼻子与脏腑的对应，当鼻子出现不同的颜色时，说明身体的相应部位出现了异常。了解鼻子不同的颜色变化与其所代表的征象，可以随时把握身体的健康状况。

颜色	征象
鼻色青	①鼻部青黄：多为肝病；②鼻头色青：主腹中痛；③鼻尖青黄：多为淋病
鼻色赤	①鼻头色赤：主肺脾二经有热，或主风病；②面红、鼻更红：为常饮酒者；③女性鼻梁暗红，两侧有黄褐斑：多为月经不调、闭经
鼻色黄	①鼻部黑黄而亮：有淤血；②鼻部黄黑枯槁：主脾火津涸；③鼻头色黄：内有湿热，还主胸中有寒
鼻色白	①鼻部色淡白：主肺病，如寒痰、慢性支气管炎；②鼻部色㿠白：为气虚、血虚，还主脾虚，脾胃虚寒
鼻色黑	①鼻头色黑，光浮而明：为暴食不洁食物；②鼻头黑而枯燥：为房劳；③鼻部色灰黑：多为血虚、血淤之疾；④女性鼻头微黑：为膀胱及子宫病；⑤男性鼻头黑色且侵入人中：乃寒伤肝肾，主阴茎、睾丸痛

❶ 子户

在中医理论中有三种解释。一指人体的部位名，出自《脉经》卷九，即指妇女前阴；二指经穴名，出自《针灸甲乙经》，即"气穴"的别名；三指"水道穴"的别名，出自《千金要方》。

❷ 人体发生学

以个体发生、发育过程和规律为主要研究对象的学科，主要涵盖生命的分子基础与起源、人体早期胚胎的发生、人体胚胎的系统发生、遗传的细胞基础、遗传的基本规律等内容。

人中与脏腑的分属

人中作为连接鼻与口唇的重要部位，许多经络都从这里经过，所以人体的一些病变也会在口唇区域反映出来。人中内应脾胃，下应膀胱**子户❶**，主要为人体生殖系统的分布区。《灵枢·五色篇》中说："面王（鼻）以下者，膀胱、子处也。"

人中主候男女泌尿系统及生殖系统的情况，而实际上，人中的作用远不止于此。我们最熟悉的就是，在许多情况下，当人昏迷不醒时，可以掐其人中使其复苏。

人中为许多经脉的汇聚之所

人中部位是经络交错、经气灌注的要地，与经脉的关系非常密切。如手阳明大肠经、足阳明胃经、足厥阴肝经、手太阳小肠经等经脉都直接循行于人中。由于经脉的络属关系，使人中与经脉及其相应的脏腑联系了起来。所以人体脏腑功能和气血、津液的变化，可以通过人中的形态、色泽等的改变反映出来。

从人体发生学角度看人中

从**人体发生学❷**角度来看，人中与子宫在发生学方面有一定的联系。子宫形态异常与中肾旁管发育异常有关，而中肾旁管形成的时期，恰好是上唇（人中）形成的时期（胚胎生长的第 6～7 周）。如果此时胚胎受到某种因素的影响，则中肾旁管的形成和上唇的形成，均可能遭受同一因素的影响而产生形态上的同步变异。因此人中的改变可以反映男女泌尿系统及生殖系统的状况。

人中与所主疾病

《黄帝内经》中说："足太阴气绝，则脉不荣肌肉，舌萎，人中满。人中满，则唇反，肉先死也。甲笃乙死。"《脉经》中说："病患鼻下平者，胃病也；微赤者，病发痈；微黑者，有热；青者，有寒；白者不治。凡急痛暴厥，人中青者，为血实，宜决之。"又说："凡中风，鼻下赤黑相兼，吐沫而身直者，七日死。"

此外，我们还可以通过观察人中的色泽和形态来判断人体内脏腑的病变。

人中全息图

经过人中的经脉

许多经络都从人中经过，如手阳明大肠经、足阳明胃经、手太阳小肠经等，这使人中与经脉及其相应的脏腑联系了起来。

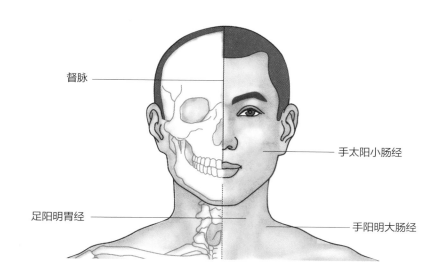

督脉

手太阳小肠经

足阳明胃经

手阳明大肠经

人中全息图与主治

人中全息图就像一个"头朝下的人体"。我们可以将人中沿人中沟分为上、中、下 3 段，每段又可分为 3 穴，所以共 9 穴。用针刺人中的不同穴位可治疗不同的病症。

主治两下肢及膝部疼痛

主治肝肾及腰脊疼痛等症

主治胸部及上腹部的病变

主治头面疾病、项背疼痛、面瘫、中风等

主治两下肢及膝部疼痛，兼治鼻痛、鼻干

主治肝肾疾患、尿潴留、腹股沟病变

主治脾胃及腰脊疼痛，如急性腰扭伤等

主治心肺及胸壁、臂、肘、腕部疾病

主治头面部的疾病，如脑颅病、唇痛、牙痛等

本节名词

❶ **唇四白**

指口唇及其周边的白色肌肉。

❷ **承浆穴**

位于人体的面部上，当颏唇沟的正中凹陷处。

❸ **中焦**

包括膈肌以下，肚脐以上，上肢部，腰背部及其内脏器官。

❹ **下焦**

包括脐水平以下的小腹部、腰骶部、盆腔、泌尿生殖系统。

唇与脏腑的分属

中医认为，脾开窍于口。《黄帝内经》中说："脾之合肉也，其荣唇也。"脾之华在唇，且足阳明胃经环绕口唇，所以脾胃的病变可以在唇部表现出来。《素问·六节脏象论》中说："脾、胃、大肠、小肠、三焦、膀胱者，仓廪之本，营之居也，名曰器……其华在唇四白❶。"

口以开阖为用，为心之外候，饮食均从口入，四通八达，为脏腑之要冲。大肠之经脉挟口交人中；肝络之脉络环唇内；冲脉络唇口；任脉至承浆穴❷；督脉上颐环唇。所以，通过观察唇之形色变化、肌肉荣枯、皮之薄厚等都可测知有关脏腑的功能状态。

如果从脏腑在唇部上的分布来看，唇其实是一个上下翻转了的"八卦图"，脏腑在八卦方位上所占的区域就是唇相对应的部位。具体的对应关系如下：

将口微闭，自两口角画一横线，再自人中沟经上下唇中央画一垂直于两口角的竖线，将口唇分成 4 等份，再划 2 条过直角中点的斜线，将口唇分成 8 等份。每份为一个八卦方位，每个脏腑被分配在一个方位上，可根据每个方位的形态、色泽等来判断脏腑的生理、病理变化。

1. 乾一：属肺、大肠。因肺热而发热的患者，多在口唇下方起疱疹。

2. 坎二：属肾、膀胱。急性肾炎的患者此处红紫，慢性肾炎的患者此处暗黑。

3. 艮三：属上焦、膈以上，胸背部、胸腔内脏器、颈项、头颅、五官。凡是上焦火旺的患者此处易起疱疹、口角溃烂。

4. 震四：属肝、胆。凡是肝胆有湿热、淤热，肝胆火旺者，均有疱疹或肿胀、痛、痒等症状出现。

5. 巽五：属中焦。凡是中焦❸疾患均在此处有肿胀、疱疹等症状出现。

6. 离六：属心、小肠。凡心经有热、小肠经有热，鼻唇沟右侧会起疱疹。

7. 坤七：属脾和胃。凡是脾、胃有病，均在此处有疱疹或红肿现象出现。

8. 兑八：属下焦❹。凡是下焦有湿热、淤血者，均易在此处起疱疹，出现肿胀、口角溃烂等现象。

唇八卦全息图

唇八卦全息图

根据唇部与八卦的对应，可以在唇上划分脏腑分区，如图所示：

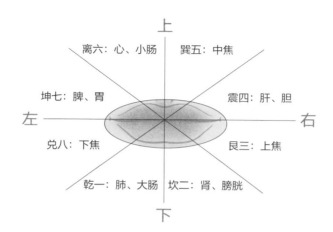

口唇是身体健康的"晴雨表"

健康的唇应为淡红色，圆润、饱满而不干燥，且无溃疡、开裂等。当身体发生病变时，口唇会第一时间将其反映出来。把握了口唇的颜色变化，也就能把握自己的健康。

口唇颜色	征象	防治方法
嘴唇为红色、深红色或紫红色	预示体内的火气比较旺盛。颜色越深，表示火气越旺盛。常见的不适有：牙痛、头痛、头晕、便秘、尿黄等	减少辛辣食物、糖类、鸡肉、羊肉等物质的摄入。将玄参30克，生地30克，麦冬30克，肉桂2克一同用水煎服
嘴唇为青黑（紫）色	预示体内有比较明显的血淤气滞的情况。常见的不适有：胸闷、叹息、胸部偶有刺痛、做噩梦等	每天慢跑30分钟。每天适当喝一点醋，能起到活血化淤和改善心情的作用
嘴唇为淡白色	预示身体里的气血处于相对匮乏的状态。常见的不适有：乏力、困倦、背痛、性欲低下等	增加鱼肉、鸡肉、牛肉、羊肉、鸡蛋等高营养物质的摄入，不过度熬夜
嘴唇周围的皮肤泛起一圈黑色	预示身体内有湿气，也意味着肾和脾胃的功能都开始亏虚了。常见的不适有：食欲下降、消化能力较差、下肢有沉重感、小便频繁等	尽量避免食用各种甜食和油腻、生冷食品等。饭后一定不要急于卧倒或是立刻入睡，每天可用热水泡一下脚

本节名词

❶ 耳针疗法

是通过毫针、皮内针、艾灸、激光照射等途径，通过对耳郭穴位进行刺激来防治疾病的一种方法。

❷ 麦粒肿

又名睑腺炎，传统医学称其为"土疳"或"土疡"，俗称"针眼"，是皮脂腺和睑板腺发生急性化脓性感染的一种病症。

耳与脏腑的分属

耳为肾之窍，手足少阳经之脉布于耳，手足太阳经、阳四经亦行于耳前后，所以说耳为"宗脉之所聚"。《素问·金匮真言论》中说："南方赤色，入通于心，开窍于耳。"可见通过耳诊可察知心脏的功能。

据现代**耳针疗法**❶的研究发现，耳部有人体内的脏腑与身体相关部位的区域划分，而且人体内脏在耳部的反射区的分布是有规律的。经常按摩耳朵，对人体内的各脏腑皆有很好的保健效果。

根据相应部位取穴

人体的内脏器官、肢体等发生病变，在耳郭的相应部位会出现压痛点（或反应点），可作为取穴的根据。例如胃病取胃穴，踝关节扭伤取踝穴等。可用钝头探棒查找出压痛点。

根据中医理论辨证取穴

根据中医的脏腑学说，肝与胆，心与小肠，肾与膀胱，脾与胃互为表里，因而肝病又取胆穴，心脏病取小肠穴，肠炎取肺穴。中医有肝开窍于目，心开窍于舌，脾开窍于口（唇），肺开窍于鼻，肾开窍于耳的理论。因而一般来说，眼病取肝穴，中耳炎取肾穴，鼻炎取肺穴。据肝主筋，心主血，脾主肌肉，肺主皮毛，肾主骨的理论，皮肤病应取肺穴，骨科病应取肾穴，肌肉病应取脾穴。

根据西医理论取穴

皮质下穴有调节大脑皮层的功能，因而神经系统的病症要取皮质下穴；交感穴有调节自主神经的功能，因而人体内脏出现的病痛要取交感穴；平喘穴有调节呼吸中枢及抗过敏的功能，因而哮喘要取平喘穴。

根据临床经验取穴

通过大量的临床实践，得出治疗疾病的有效耳穴。如眼穴、肝穴、脾穴能治疗**麦粒肿**❷；颈椎穴、颈穴、神门穴、外生殖器穴能治疗落枕；枕穴、额穴、枕小神经穴、神门穴、皮质下穴能治疗头痛。

耳朵反射区

耳朵正背面的反射区

人的耳朵与人体全身各个部分都有一定的对应关系，所以，了解耳朵各部分的反射区，并经常按摩，对人身体的保健有很好的效果。

耳郭正面穴位　　　　　　　　　　　　　　耳郭背面穴位

本节名词

❶ 经筋

十二经脉的附属部分,是十二经脉之气"结、聚、散、络"于筋肉、关节的体系。主要具有联络四肢百骸,主司关节运动的作用。

❷ 全息元

指生物体内的每一个具有生命功能而又相对独立的部分。

舌与脏腑的分属

中医认为,舌为心之窍,脾胃之外候。人体的五脏六腑通过经络和经筋的循行,直接或间接地与舌有联系。《灵枢·经脉》中说:"手少阴之别……循经入于心中,系舌本。"《灵枢·营卫生会》中说:"上焦出于胃上口……上至舌,下足阳明。"

舌与三焦诸脏腑有直接的联系

《灵枢·经筋》中指出:"足太阳之筋,其支者,别入结于舌本。"说明舌通过经脉、经别或**经筋**❶,与心、肝、脾、肾、胃、膀胱、三焦诸脏腑有着直接的联系。因为心主舌,心气通于舌,所以心与舌的联系最为密切。至于肺、胆、小肠、大肠等,与舌虽无直接的联系,但手太阴肺经起于中焦,络于脾胃;足少阳胆经络于肝;手太阳小肠经与心互为表里;手阳明大肠经又连络于肺,故肺、胆、小肠、大肠等脏腑之经气亦可间接与舌有关联。

舌与脏腑的这种千丝万缕的联系,使舌能客观地反映出人体内的各种生理、病理变化,显示身体的外在表现和功能状态。可以说,舌蕴含了生命活动的内在信息,是反映人体信息的一个窗口。所以舌被认为是人体系统中包含它自身在内的整个信息贮存库的一个**全息元**❷。

中医将舌体划分为三焦

舌分为舌尖、舌中、舌根、舌边 4 部分。中医舌诊中又把舌体划分为上、中、下三焦,舌体的尖部为上焦,中部为中焦,根部为下焦。舌体上的脏腑分属区域为:舌尖候心和肺;舌中候脾胃;舌之两边候肝胆;舌根候肾。

国外有学者通过针刺测量仪测量得出:人的躯体在舌的投影中,其上部相当于舌体的前部,其下部相当于舌体的后部。这与中医将舌体的前、中、后部分别对应上、中、下三焦的理论是基本一致的。

根据舌的不同部位候不同脏腑的理论,我们通过观察舌的各部分的变化情况,可以得知五脏六腑、四肢九窍的病理变化,进而得知疾病的性质及病位所在,这对临床治疗具有重要的指导意义。

舌部的脏腑分区

舌部的脏腑分区图

中医望诊时，望舌是关键的一步。了解舌上脏腑的分区，以及舌与脏腑的关系，在面诊时很重要。

舌色与健康

舌色即舌头的颜色，一般可分为淡红、淡白、红、绛、紫、青几种。除淡红色为正常的舌色外，其余的都是主病之色。

舌色	征象
淡红	舌色白里透红，不深不浅，淡红适中，乃气血上荣之表现。说明心气充足，阳气布化，为正常的舌色
淡白	舌色为淡红或较为浅淡，甚至全无血色，是由于阳虚，生化阴血的功能减退，以致血液不能营运于舌中。主虚寒或气血双虚
红	舌色鲜红，颜色较淡红舌深。是因热盛致气血沸涌，舌体脉络充盈，故主热证。可见于实证，或虚热证
绛	舌色深红，较红舌的颜色更深浓。主病有外感与内伤之分。在外感病为热入营血；在内伤杂病为阴虚火旺
紫	紫舌是由于血液运行不畅而淤滞所致，主寒或热。热盛伤津，气血壅滞，多表现为舌绛紫而干枯、少津；寒凝血淤或阳虚生寒，则舌淡紫或青紫、湿润
青	舌色如皮肤暴露之"青筋"，全无红色。阴寒邪盛，阳气郁而不宣，血液凝而淤滞，故舌色发青。主寒凝阳郁，或阳虚寒凝，或内有淤血

牙齿与脏腑的分属

关于牙齿同脏腑的联系，《黄帝内经》上明确指出的有胃、大肠二经，如"大肠手阳明之脉……其支者，从**缺盆**❶上颈，贯颊，入下齿中……胃足阳明之脉，起于鼻，上交齿中，旁纳太阳之脉，下循鼻外，入上齿中"。

牙齿与脏腑的关系

现代解剖学将牙齿分为切牙、尖牙、前磨牙、磨牙。由于形态和功能的不同，决定了各部分牙齿所属的脏腑不同：上切牙属心，下切牙属肾；上尖牙及前磨牙属胃，下尖牙及前磨牙属脾；上左磨牙属胆，下左磨牙属肝；上右磨牙属大肠，下右磨牙属肺。

张颖清的《生物全息律》中说："生物体的每一个相对独立的部分在化学组成的模式上都与整体相同，是整体成比例缩小的形态。"牙齿是人体中相对独立的一部分，也是人体成比例缩小后的形态。所以，它不仅和胃、大肠有密不可分的关系，也和人体的其他脏腑密切相关。如手阳明经"入下齿中"，足阳明经"入上齿中"，手阳明别络"遍齿"，手少阳之筋"支者上曲牙"，足阳明经"循牙车"，手阳明经、足太阳经有"入龈遍齿者"。

牙齿与肾脏的关系密切

齿为骨之余。肾主骨，据《杂病源流犀烛》曰："齿者，肾之标，骨之本也。"说明肾与牙齿的关系密切。《黄帝内经》不仅肯定了牙齿与肾气、精髓、手足阳明经脉等脏腑经络在生理上的联系，而且说明了胃火牙痛、肾虚导致的齿松、齿脱等牙齿与脏腑在病理上的联系。**温病**❷学家叶天士丰富且发展了这一诊断方法。他的《外感温热篇》的第31条中说："牙齿上半截润，胃津养之，下半截燥，由肾水不能上滋其根，而心火灼……"可见，一颗牙齿也能反映出人体中各脏腑的信息。

与牙齿相连接的是牙龈。牙龈上为足阳明胃脉所贯络，下为手阳明大肠脉所贯络。牙龈的色泽和荣枯的变化也可以作为诊断疾病的依据。

牙齿与脏腑的分区

牙齿与脏腑的分区

上切牙属心

上尖牙及前磨牙属胃

上右磨牙属大肠

上左磨牙属胆

下右磨牙属肺

下左磨牙属肝

下尖牙及前磨牙属脾

下切牙属肾

牙龈反射区

牙齿与脏腑的关系主要靠牙龈来维系，下图中所示的牙龈反射区将牙齿与人体的全身联系了起来。认识这些区域，可以很好地把握人的身体的健康状况。

神经区
腰部区
右上肢区

左上肢区
眼及降压区
泌尿区

皮肤区

消化区
五脏区
右下肢区
头部区

左下肢区

右上肢区

左上肢区
前臂区
上臂区

大腿区
小腿区
左下肢区

右下肢区

掌握面诊的要点

一般来说，人的脸色变化是非常细微的。要想准确分析人的面部的各种颜色，把握身体状况的变化，就有必要创造良好的观察条件。

本节名词

❶ 阴气

事物或运动中具有内里的、向下的、抑制的、重浊的、形质性的等具有"阴"的属性的一面。

❷ 阳气

事物及运动中具有外表的、向上的、亢盛的、轻清的、功能性的等具有"阳"的属性的一面。

时间最好选在早晨

面诊适宜选在早晨时，是因为人在早上起床时还没有受到情绪变化和运动等因素的影响。此时人之阴气❶未动，阳气❷未散，气血未乱，面色最自然。如果有疾病，便很容易从面部显示出来。从这一点上来说，每个人最能把握自己的面色的变化，最适合做自己的面诊医师。

光线最好是间接日光

中医面诊要在间接日光的条件下进行，不能让面部直接暴露在太阳下。在柔和的光线下，面色最易被诊察。比如，在透光性较好的阳面房间进行面诊较为适宜。如果没有太阳光，在灯光下进行面诊，是很容易出现误诊的情况的。比如，白炽灯会使人的面色发白，日光灯和烛光会使面色偏黄。中医历来就有这样的警诫谚语："灯下不看色，看色必出错。"

排除影响面诊的环境因素

人体面部的气色容易受外部环境的影响而发生改变。比如，酷热、严寒使人面色发黑，室内工作使人面色发白。日晒、风吹、雨淋，以及各种化妆品、油脂等因素的影响都会造成人的面色的假象，它们会改变肌肤原来的颜色，使其不能真正反映内脏的状况。因此，在面诊时，务必要把这些因素考虑进来，让患者在卸妆之后再来面诊。

排除影响面诊的心理因素

另外，面诊时还必须考虑情绪对面色的影响。当人们处于愤怒、悲伤、狂喜等情绪中时，面色会表现出不同于平时的颜色。所以，在对患者进行面诊前，必须使患者的身心宁静，尽量避免这些情绪影响其气色。所以，《望诊遵经》上说："望色还须气息匀。"

面色与季节相应

面诊时的注意事项

"望面诊病"的前提条件是：面诊必须准确地反映人的健康状况。这就要求面诊时必须创造良好的观察条件。

面诊时的注意事项

时间	早上刚起床时最好
光线	间接的日光
环境	排除风吹日晒等环境因素的影响
妆容	排除化妆造成的假象
情绪	身心宁静，气息调匀

面色与季节相应

由于人体的脏腑与面部对应，而五脏又对应不同的季节，所以人体的面色会随着季节的变化而变化。

夏季对应心，主赤色，
夏季时面色略赤

春季对应肝，主青色，
春季时面色略青

长夏对应脾，主黄色，
长夏时面色略黄

季节变化影响面色变化

冬季对应肾，主黑色，
冬季时面色略黑

秋季对应肺，主白色，
秋季时面色略白

什么是手诊

手诊是运用视觉、触觉等方式，通过手上不同部位的征象进行疾病的预测、诊断、治疗，以了解人体健康或疾病状况的一种特殊的诊断方法。

本节名词

❶ 全息医学

是将全息论的诸多规律，比如宇宙全息律、生物全息律、时间全息律等应用到医疗实践中，再结合现代医学理论、传统医学理论和全息生物学理论构成的医学理论框架。

❷ "七情"

人的情志活动的统称。具体包括喜、怒、忧、思、悲、恐、惊七种，是人体对客观事物或现象所做出的不同的情志反应。

人类认识自然，80% 以上的信息都经由视觉获得。无论是现代医学的"视、触、叩、听"，还是中医的"望、闻、问、切"，观察人体表征的诊病方法均位列首位。而我们现在所说的手诊，是指对手部的望诊。它通过对人的手形、指形、指纹、掌纹、手色、指甲等各部分的观察，全面搜集诊断依据，并以中医理论为指导，以全息医学❶为基础，将中西医结合起来运用，动态而直观地揭示了人体健康状况的发展趋向，从而为保健治疗提供客观而丰富的诊断资料。

手与人体的内脏、经络和神经联系密切。当疾病潜伏于人体内时，必对内脏、经络及神经有所影响，同时会或隐或现地在手上反映出来，并留下不同的印记，这就给我们的诊病提供了依据。具体到掌纹来说，由于它的形状由遗传决定，一般比较稳定，但当其受到环境因素的影响时，就会发生改变，从而提醒我们身体正在悄悄地发生变化。

手诊给我们提示了身体的健康状况和可能发病的信号。学习和研究手诊，在特定情况下可以从一个侧面观察人体的体质现状和预测病情，了解人体的先天禀赋、"七情❷"活动、发病状况、病势趋向以及各种隐藏的疾病等。不但给医务人员的诊病提供了线索，同时还有助于个人对自身健康的了解。

经过手诊专家多年来的实践总结，观手诊病已经基本形成了完善的体系。目前望手诊病主要是通过观察人的掌纹、手指、指甲和手掌的色泽、形状、纹理等方面的变化来预测、判断疾病的发生和发展。其中掌纹诊病的运用最为广泛，通过观察、分析掌纹可以诊断出 100 多种疾病，因此手掌也被称为"生命的第二张脸"。

观手诊病

手诊的流程

手诊源于中医，是指对手部的望诊，主要分为气、色、形态，手纹和手形三大类。它可以预测疾病的发生，达到及早发现、及时治疗的效果，因而越来越为人们所关注。

手部对应的病症

人体所有脏腑器官的病变都会在手部有所显示，根据这些不同的表征，我们可预测、诊断身体的健康状况。

手诊的理论依据

医学家在长期的实践中发现，人类脏腑器官的变化会相应地反映到指甲上来。只要时常注意观察指甲上的微妙变化，就可以得知甚至预测人的身体的健康状况。

本节名词

❶ 膈肌

向上膨隆、呈穹隆形的扁薄阔肌，位于胸腹腔之间，成为了胸腔的底和腹腔的顶。

❷ 二阴

即前后二阴，指外生殖器及肛门周围的部位。

观指甲诊病的理论依据

一个人十指的指甲反映的疾病既有相同点，也有不同点，还存在一定的规律性。一般来说，拇指指甲多反映头部、颈部的病变；食指指甲反映头部与膈肌❶之间的病变（包括上焦、胸、心、肺等的疾病）；中指指甲反映膈至脐之间的病变（包括中焦、肝、胆、脾、胃等脏腑的疾病）；无名指指甲反映脐至二阴❷之间的病变（包括下焦、肾、膀胱、肠道等的疾病）；小指指甲反映二阴以下以及下肢的病变（包括下焦、二阴、两下肢等的疾病）。所以，如果不同的指甲上出现了病理变化，就要注意其所对应的身体部位的健康状况了。

依据指甲诊断人体的健康状况，关键在于观察指甲的颜色及形状。健康的指甲应呈粉红色，平滑，光洁，甲面上无纵横沟纹，甲上无异常斑点，指甲对称，不偏斜，无凹陷或末端向上翘起的现象。若指甲的颜色和形状发生异变，就意味着身体正在发生病理性的变化。

正常的指甲约占手指末节的3/5，呈长方形拱起，顶端横径稍大于基部横径。就正常的指甲来说，虽然其形状多样，但并没有完全相同的指甲。一般而言，健康的指甲可以分成普通指甲、大型指甲、小型指甲、长型指甲、短型指甲、宽型指甲、窄型指甲等。

指甲底部白色的、像半月形的部分被称为"半月痕"，也就是民间俗称的"月白"，恰位于指甲下方五分之一处，没有大的偏移。当人体所有的指甲都有正常的半月痕时，便可推断其健康状况良好；如果指甲完全没有或仅仅有一点半月痕，则意味着身体疲劳不堪，或正患有病痛。最理想的半月痕应占指甲面积的1/5左右，半月痕太小或没有则意味着身体中存在病变。此外，半月痕颜色的异常变化，也可以反映身体的健康状况。

指甲的生长情况和形态随时都会受人体机体变化的影响。所以我们要时常关注指甲的变化，防患于未然。

观指甲诊病

观指甲诊病

观指甲诊病主要在于观察指甲的颜色、形状和月白。如果指甲的这几方面发生了异常变化，就意味着身体的某些部位也在发生病理变化。

- 观指甲诊病
  - 颜色
    - 粉红色
    - 无斑点
  - 形状
    - 平滑、光洁
    - 对称
    - 无凹陷或翘起
  - 月白
    - 乳白色
    - 占指甲的1/5
    - 双手一共有8~10个

指甲与人体各部位的对应关系

双手的指甲与人体各部位有着一定的对应关系，根据这种对应关系可以诊断出身体相应部位的健康状况。

指甲"九畴十区"的划分法

根据壮医的实践经验，有些手相专家把指甲划分为"十区"，这种划分法被称为"九畴十区"划分法。这"十区"分别对应人体的各个脏腑器官，因此观察此"十区"的变化，可了解人体身体的健康状况。

1、3区	肺
2区	心
4、6区	肝、胆、胰
5区	脾、胃
7、9区	小肠、大肠
8区	肾、膀胱
10区	胞宫、精室、骨骼

本节名词

❶ **心包**

指心脏外面的一层薄膜，心包和心脏壁的中间有浆液，能润滑心肌，使心脏活动时不因与胸腔摩擦而受到伤害。

❷ **结石**

人体或动物体内的导管腔中或腔性器官（如肾脏、输尿管、胆囊或膀胱等）的腔中形成的固体块状物。

观五指诊病的理论依据

手指处于人体上肢的末端，是血液回流的起点之一，而且心、肺、大肠、三焦、心包❶、小肠等经络的循行点都位于指尖，因此人的手指形态的变化与身体健康有着密切的联系。所以，手指也是根据掌纹诊病的参考之一。

中医认为，手指能反映人体内脏腑的盛衰，是因为每根手指可以代表不同的脏腑器官，手指与脏腑有着相应的对应关系。

拇指反映肺、脾的功能。正常的拇指指节应长短均匀，圆长健硕，直而不偏。指节过分粗壮表示易动肝火；指节扁平、薄弱表示少年时期体质差，易患神经衰弱；指节上粗下细表示吸收功能差，身体瘦弱，不易肥胖；指节上细下粗表示吸收功能好。

食指反映肠胃的功能。正常的食指指节应柔软，富于弹性，圆长健壮。指节苍白瘦弱表示肝胆功能差，消化功能差，易疲倦；第一指节过长表示健康状况差；第二指节过粗表示钙质吸收不均衡，骨骼、牙齿多较早损坏；第三指节过短表示易患神经方面的疾病；指头偏曲、指节缝隙大表示易患消化系统的疾病，特别易患大肠类疾病。

中指反映心血管功能。正常的中指指节应圆长健壮，指形直而不偏曲。指节苍白细小表示心血管功能差，需注意家族遗传；指节偏短表示易患肺肾类疾病；第二指节过长意味着钙质代谢差。选择钙剂时要选易吸收的，否则易造成钙质沉积，形成结石❷。

无名指反映肝胆的功能。以圆秀健壮、指形直而不偏曲、指节圆润有力、指节纹清爽的为正常。无名指太长的人多是因生活不规律而影响了健康；无名指太短表示身体的元气不足，体力不佳，免疫力低下；无名指的强弱还与人体的泌尿生殖系统有关。

小指反映子宫、睾丸、肾的功能。正常小指的指节长短相称，直而不偏曲。小指瘦弱的女性易患月经病、妇科病；男性易肾亏、性功能差、生育困难。

依据手指诊病，除了正面观察整个手指的外形、长度、力度、丰满度、各指节的相对长度，以及指端的倾斜面等情况，还应查看手指各部位的皮纹。只有进行全面的诊断，才能了解到更翔实的人体的健康状况。

观手指诊病

观手指诊病

手指位于肢体的末端，共有 6 条经络循行经过，因此手指的形态变化与健康有密切的关系。据研究，不同手指对应着人体不同的脏腑器官，并反映所对应器官的病理变化。

拇指	长短均匀，圆长健硕，直而不偏	脾、肺
食指	柔软且富于弹性，圆长健壮	肠、胃
中指	圆长健壮，直而不偏	心血管
无名指	圆秀健壮，直而不偏	肝、胆
小指	长短相称，直而不偏	子宫、睾丸、肾

观手指诊病

手指与经络及人体内系统的对应关系

根据经络与人体内系统的关系，可推断出手指与人体内系统之间的对应关系，从而通过手指的变化可以了解身体中不同系统的健康状况。

循环系统、
内分泌系统

神经系统、
内分泌系统

消化系统

手厥阴心包经

手阳明大肠经

手少阳三焦经

手太阳小肠经

手少阴心经

手太阴肺经

循环系统、
泌尿生殖系统

呼吸系统

本节名词

❶ 皮纹

生于手指、手掌以及脚趾、脚掌上的凸起的纹路。

❷ 小儿唐氏综合征

又称21三体综合征，属常染色体畸变，是小儿染色体病中最常见的一种。患儿表现出的主要特征为智能低下、体格发育迟缓和特殊面容。

❸ 基因诊断

通过对基因或基因组进行直接分析，进而诊断疾病的手段。

观手纹诊病的理论依据

在手诊中，指纹和掌纹都可以作为诊病的依据。指纹多用于先天遗传病的诊断；掌纹除了可以诊断先天的遗传疾病外，还可以被用来诊断后天的各种疾病。

观指纹诊病的理论依据

指纹是皮纹❶图形在手指的特定部位上的表现，由遗传基因控制形成，所以不会改变。除了刑事侦查中将其作为鉴别个人身份的依据外，它还可以被用来诊断与遗传基因有关的病症。有些皮纹的研究学者在从指纹上判断儿童的智商、行为是否异常以及判断其是否患有小儿唐氏综合征❷等方面获得了很多成果。

指纹研究是皮纹学中的一个分支，也是医学领域的重要组成部分。目前，指纹已被广泛用于遗传学、人类学、民族学、优生学等多种学科。观指纹诊病作为基因诊断❸的一个方面，对于遗传疾病及其他一些重大疾病的预防和基因诊断具有重要的意义。

观掌纹诊病的理论依据

掌纹的形成和变化与手部的神经系统和血液循环有着密切的关系。手掌是末梢神经的集中区，感觉灵敏，手的活动直接调动着大脑的思维反应，丰富的末梢神经活动对掌纹的变化有着不可忽视的影响。手部的微循环丰富而密集，大量人体生物电信息和非生物电信息都聚集在手部。手部的微循环是否通畅，直接影响到掌纹的变化。除此之外，掌纹还受经络穴位的影响。虽然掌纹不是按照经络穴位来分布的，但手部是经络循行的集中区，所以掌纹不可避免地会受其影响；而经络又反映着人体各个部位的健康状况，所以掌纹的变化预示着人体健康的发展变化。

掌纹中有一部分是不变的，它代表家族遗传基因的情况；还有一部分是变化的，它会随着年龄、心理、职业、社会环境和身体状况的改变而改变。掌握这种变化规律，就可以凭借它来观察疾病的发生、发展，从而起到诊病、防病的作用。

观手纹诊病

指纹与掌纹

指纹的形成由遗传基因决定，不会改变，它主要被用来诊断先天性遗传疾病；掌纹会随着人的生理因素的改变而改变，它主要被用来诊断人体健康状况的变化。

正常的手纹

正常的手纹包括指纹、指节纹、掌纹、掌花纹 4 种纹线。指纹是皮纹图形在手指的特定部位的表现，可分为 10 种类型；指节纹是手指的指节与指节之间、指与掌之间的屈褶纹；掌纹包括大鱼际曲线、小鱼际抛物线和小指根下的横曲线，以及其他一些辅助线和干扰线；掌花纹即为指节以下的手掌部分的皮肤花纹。

常见的指纹类型

简单弓形纹　　尺箕纹

帐幕弓形纹　　桡箕纹

螺形纹　　囊形纹

环形纹　　变形纹

绞形纹　　偏形纹

认识手疗

手疗一般是指手部的按摩疗法——就是通过手指对手部某些固定的，与身体内外的脏器、组织有着特定联系的穴位、病理反射点或敏感点等，以特定的治疗手法进行刺激，从而调节相应的经络、脏腑、组织、器官，以达到保健强身、治疗急慢性疾病的目的。

本节名词

❶ 七星针

皮肤针之一。针柄一端集针7枚，如七星并列。

❷ 埋线疗法

通过针具和药线在穴位内产生的生物物理作用和生物化学变化，将其刺激信息和能量通过经络传入体内，从而治疗疾病的一种复合性治疗方法。

手疗的优点

从广义上来说，手疗包括针刺疗法、点刺疗法、七星针❶疗法、艾灸疗法、指针疗法、割治疗法、埋线疗法❷、穴位注射疗法、手部直流电疗法、握药疗法等。但是因为在手疗的这些手法中，手部按摩疗法是最有代表性、最为简单方便、最经济实惠，也是流传最广、最受老百姓喜爱的疗法。因此，人们一般说到手疗时，大多是指手部按摩疗法。

手疗既可被用于治疗各类病症，又可被用于养生保健，其用途相当广泛。通过手疗，大家既可互治，又可自治，所以手疗深受人们的喜爱和欢迎。这也是由手疗的自身特点和优势决定的。

1. 治疗范围非常广泛。手疗既可被用于急性病症的治疗，又可被用于各种慢性病症的治疗。内科、外科、骨伤科、妇科、儿科、皮肤科、五官科等各科的很多常见病、多发病，甚至一些疑难杂症，都可以采用手疗来进行治疗。

2. 操作简单，方便易学。手疗法无须高新技术以及复杂的医疗器械，仅凭双手以及一些简单的工具便可操作，比较容易学习和掌握。可以说手疗法是一学就会，一看就懂，特别适合普通人群作为居家保健祛病的方法。

3. 安全可靠，无副作用。手疗法是一种自然疗法，安全可靠，无污染，又不像药物那样会使人体产生药物的依赖性，也不会对人体的脏腑造成任何损害。

4. 疗效好，见效快。对于手疗的各种适应证，不论是急性病还是慢性病，只要运用得当，都会有意想不到的效果；而且手疗法还是一种不可多得的保健强身的方法。只要坚持手疗，一定会获益良多。

手疗注意事项

手疗对场所一般没有特殊要求，只要室内自然光线充足，且能尽量避免周围环境噪声的干扰就好。在进行手疗前，应事先对指甲进行修剪，保持适当的指甲长度，并磨平，使之圆滑。因为指甲过长容易刺破皮肤，而指甲过短又会影响疗效。

场所内的空气要流通。冬天要做好保暖工作，避免手部受寒或者冻伤；夏季天气闷热，可以打开电风扇解热，但要注意，不可直接对着电风扇吹风。

在进行手疗时，患者不可吸烟，室内其他人也不可吸烟。

手疗的力度要适中，对每穴治疗 3 ~ 5 分钟，每次以 15 ~ 30 分钟为宜。对于急性病症，每日可治疗 1 ~ 2 次，病愈后即止；对于慢性病症，则宜每日或隔日治疗 1 次，以 5 ~ 10 次为 1 个疗程。

治疗的过程中如出现一些异常反应，应及时处理。

患者在治疗后的半小时内需饮温开水 300 ~ 500 毫升，有严重肾脏病及心力衰竭❸、浮肿的患者，喝水不宜超过 150 毫升。

在暴饮、暴食或者饥饿、极度疲劳的状态下，1 个小时内均不可做手疗。

在进行手疗前最好休息 15 分钟，如果是刚做完剧烈运动，则要休息半个小时才能进行手疗。

老年人关节僵硬，骨骼相对松脆；少年、儿童皮肤较嫩，所以对这 2 种对象进行手疗时手法要轻柔，切不可用力过大。

用手疗法治疗腰部、颈部及各种关节、软组织的扭伤时，应一边施展手疗法，一边嘱咐患者进行活动。

病情较为严重的人在进行手疗时要同时配合常规疗法；或以常规疗法为主，手疗法为辅，以达到快速治愈疾病的目的。

手部有感染、化脓性病灶❹者，禁用手疗法。

皮肤过敏者，也要慎用手疗法。

手疗的基本操作方法

手部按摩保健法的基本手法大概有按、揉、擦、点、捻、掐、推、摇转、拔、摩等十几种，下面大致介绍一下。

本节名词

❶ 鱼际

人的手掌正面的拇指根部，下至掌根，伸开手掌时明显突起的部位，中医学称其为"大鱼际"。与其对应的掌内侧被称为"小鱼际"。

❷ 虚寒证

不是一种独立的疾病，而是指一种抽象的病症。它影响患者生活的方方面面，最终导致气血双虚，有寒之证候。

按法可治疗各种慢性疾病、慢性病痛

按法，即用拇指指尖或指腹（肚）垂直平压穴位、反应区、反应点。一般适用于手部大鱼际、小鱼际❶等较平的穴区。此法常与揉法配合使用，可用来进行各种慢性疾病、慢性疼痛的治疗及预防保健等。注意着力部位要紧贴手部的表面，移动范围不宜过大；用力要逐渐加重，缓慢而持续，不要使用爆发力，按压频率和力度都要均匀。按法常常与揉法结合，组成按揉复合手法。

揉法可治疗慢性病、虚证、劳损

揉法，就是把手指的螺纹面按在手部的穴区上，放松腕部，以肘部为支点，摆动前臂，带动腕部和掌指做轻柔缓和的旋转性揉动，将力量通过手指传达至各部位。较常用的是中指揉法和拇指揉法。揉法能起到调节补益的作用，适宜在表浅或开阔的穴位上进行。它常被用来治疗慢性病、虚证、劳损等。施力时的压力要轻柔，动作要协调、有节律，同时持续时间最好长些。

擦法适用于慢性疾病、虚寒证、精神性疾病

擦法，就是用单指、手掌、大小鱼际或掌根部附着于手的一定部位，紧贴皮肤进行的往复快速的直线运动。此法能行气活血、通络散寒、温煦补益，坚持进行手部擦法有补精益髓、防病抗病、延年防衰的功效。该法顺应手掌、手指骨骼的走向，适用于慢性疾病、虚寒证❷、精神性疾病等，也可用来强身健体。操作此法时腕关节要自然伸直，前臂与手保持水平，采用指擦法的指端可微微下按，以肩关节为支点，上臂主动带动指掌做反直线移动。擦法的着力一定要轻而不浮、节奏迅速，才能收到满意的效果。

捻法多用于慢性病症、局部不适及保健

捻法，就是用拇指、食指螺旋纹面夹持一定部位，用单指或两指相对做搓揉动作。此法有活血通络、止痛的作用。该法主要用于手指各部的小关节，且多用于慢性病症、局部不适及保健等。捻法的要求较多，既强调频率和作用的部位，又要重而不滞，轻而不浮。

本节名词

❸ 桡侧

医学中的方位词之一，与尺侧相对应。以手掌为例，靠拇指的一侧称为桡侧，靠小指的一侧称为尺侧。

掐法常用于治疗痛症、癫狂发作、急症等

掐法，是指用手指顶端的甲缘对手部的穴位区施以重刺激。一般多用拇指顶端及桡侧❸的甲缘施力，也有用拇指与其余各指顶端的甲缘相对夹持穴区来施力的。掐法常用于掌指关节结合部及掌骨间缝部位的操作，主要被用于治疗痛症、癫狂发作、急症、神经衰弱等。该法属强刺激手法，掐时要慢慢用力，直至引起强烈反应时停止。运用此法时切不可滑动，否则很容易损伤皮肤。为避免掐破皮肤，可在重掐部位覆盖一层薄布。

推法可治疗慢性病、劳损性疼痛、酸痛

推法，就是指用指掌、单指、多指及掌根、大小鱼际侧，着力于手部的一定穴位及反应点进行单向直线移动。该法适合在手部按纵向长线进行操作。用推法操作一段时间后一般配合使用擦法。慢性病、劳损性疼痛、酸痛、虚寒证及日常保健等均可用此法进行治疗。用推法操作时，要求指掌紧贴体表，用力稳妥，速度缓慢均匀。为使力度调控自如，一般是沿手部骨骼的走向进行操作。

点法多用于急症、痛症的治疗

点法，就是用拇指指端、中指顶端、小指外侧尖端、无名指顶端、指尖关节等部位点压手部的穴位。该法一般用于骨缝处的穴区，且多用于急症、痛症等的治疗。点法接触面积小，力度强，刺激量大。操作时要求准确有力，不要滑动，且力量调节的幅度大。

摩法常用来治疗老年疾病、寒证等

摩法，就是指把手掌面或食指、中指、无名指螺纹面附于手部的一定部位上，用腕关节连同臂部摆动，在掌部穴区上做顺时针或逆时针的循环擦动。采用重手法后用摩法进行放松调整，可起到温经通络、行气活血的作用。摩法适用于手部上相对开阔的部位。它常被用来治疗老年疾病、慢性病、虚证、寒证等。摩法围绕环形，可以自中心向周围逐渐放大，然后再回收，使中心及四周有温热感。要求动作轻柔，速度均匀协调，频率要快。

用摩法操作时，速度要持续均匀，不应重滞不匀，否则可能会事倍功半，不能达到理想的疗效。

第二章

面部的诊病方法

　　面部络脉丰富，为脏腑气血之外荣，经脉之所聚之处。《灵枢·邪气脏腑病形篇》曰："十二经脉，三百六十五络，其血气皆上于面而走空（孔）窍。"中医认为，人体的五脏六腑在面部上都有一定的反射区，而脸面就是脏腑的"外衣"。面诊就是通过观察这些部位的神、色、形态等的变化来判断五脏六腑各个部位的健康状况。面诊在诊断学上具有十分重要的意义。如果我们能够发现人体的面部与对应脏腑部位的变化，通过诊察面部，探知与其相关的脏腑的疾病，并采取恰当的诊疗措施，及时进行诊疗、医治，便能祛病强身。

面色异常与疾病判断

面色发红，指患者面部的颜色比正常人的红，通常是"体内有热"的象征。《灵枢·五色篇》中说："以五色命脏……赤为心。"又说："黄赤为热。"面色红与"热"的关系密切，所以《伤寒论》中把面色红称为"热色"。

本节名词

❶ 盗汗

中医的一个病症名。以入睡后汗出异常，醒后汗泄即止为特征。

❷ 五心烦热

表现为自觉两手心、两足心发热及心胸发热，可伴有心烦不宁，体温升高。

❸ 便溏

粪便稀薄而不成形的症候。

面色发红："体内有热"

面色发红有表、里、虚、实、寒、热之分，诊断时必须紧密结合症状的特点全面考虑。

外感风热引起的面色发红，是由于风热袭表，肺卫受阻所致，属于表证。患者常有口渴，汗出，咽喉红肿、疼痛，舌边尖红，舌苔薄黄，脉浮数等症状。治疗时应用辛凉解表之法，药方可选用银翘散。

阳明经热引起的面色红一般表现为面部边缘发红，是由于外邪入里化热，阳明经热邪炽盛所致，属于里证。患者出现的主要症状有高热，汗出，不怕寒，反怕热，口渴引饮，舌苔黄燥，脉洪大。应用清热生津之法治疗，药方可采用白虎汤。

阴虚内热表现为午后两颧红赤，是阴虚不能制阳，虚火上炎所致，属于虚热证。患者形体消瘦，口燥咽干，失眠盗汗❶，五心烦热❷，舌红少苔，脉细，但跳动急速。治疗时应用滋阴敛阳之法，药方选用都气丸。

虚阳浮越者面色白而两颧泛红如妆，一般都是患病日久，正气已衰，阳虚而阴盛，阴盛格阳，虚阳上浮所致。患者主要表现为身热反欲盖衣被，口渴，喜热饮，呼吸短促，出冷汗，四肢厥冷，尿清，便溏❸，唇舌色淡，苔白或灰黑而润，脉微欲绝。治疗时应抑阴回阳，通达内外，药方选用通脉四逆汤等。

诊断流程图

症状	病因
口渴，咽喉红肿、疼痛	外感风热
面色边缘很红，高热，汗出，怕热	阳明经热
形体消瘦，眩晕，失眠，五心烦热	阴虚内热
面色白而两颧红，呼吸短促，四肢厥冷	虚阳浮越于面部

❶ 自汗

不因劳累活动，不因天热及穿衣过暖或服用发散类药物等因素而自然出汗的表现。

❷ 里寒

脏腑阴寒偏胜或阳气衰微引起的病理变化。

❸ 回阳救逆

用大剂药性温热、大补阳气的方药，以恢复阳气，抢救亡阳所致厥逆证的治法。

面色发白：体内寒气太盛

因面部缺乏血色而发白被称为"面色白"，是由营血不荣于面所致。面色白又有面色淡白、面色无光、面色苍白等色泽上的差别。白而明润含蓄者是正常的面色，白而枯槁显露者则是身体"无胃气"的体现。判断时必须把颜色和光泽结合起来考虑。

面色发白主要是由血虚、阳虚、阴寒内盛、阳虚暴脱等原因造成的。

由血虚引起的面色白表现为面色淡白，形体消瘦，头晕目眩，心悸失眠，手足发麻；女性经行量少，唇舌色淡，脉弱。这一类的面色发白大多是由于脾胃虚弱，生化不足，或失血过多，血虚失荣所致。治疗时应补血，药方宜选四物汤。

阳虚引起的面色白表现为面白无光，倦怠无力，少气懒言，形寒肢冷，**自汗❶**，口淡不渴，尿清，便溏，唇舌色淡，脉虚弱，如果同时伴有尿少、浮肿则面白而虚浮。这是由于人体内阳气不足，血运无力所致。治疗时应温补阳气，药方可选右归饮。若为水湿不化者，治疗时应温阳利水，药方可选济生肾气丸。

阴寒内盛引起的面色白表现为面色苍白，腹痛剧烈，恶寒喜暖，口淡不渴，肢冷蜷卧，尿清，便溏，舌淡苔白而滑润，脉沉迟。属于**里寒❷**证。寒主收引，经脉凝滞，所以会出现上述症状。治疗时应温中散寒，药方宜用附子理中汤。

阳虚暴脱引起的面色白表现为面色苍白，大汗淋漓，汗清稀而凉，四肢厥冷，口不渴或喜热饮，蜷卧神疲，脉微欲绝。这是由于阳气大虚而暴脱所致。治疗时应用**回阳救逆❸**之法，药方可用四逆汤或参附汤。

诊断流程图

症状	病因
面色淡白，形体消瘦，头晕目眩	体内血虚
面白无光，倦怠无力，身体发冷	体内阳气虚弱
面色苍白，腹痛剧烈，肢冷蜷卧	阴寒内盛
面色苍白，汗多而凉，四肢厥冷	体内阳气突然衰竭

本节名词

❶ 卫阳被遏

温热外袭,伤及肺卫,卫阳不得发越,温煦失职,肺气失于调和的病理变化。

❷ 心悸

患者感觉心脏跳动不安,常伴有心慌的症状,称为"心悸"。

面色发青:阳气虚弱

患者的面部显露青色者,多由寒凝气滞、脉络淤阻、气血运行不畅所致。面色青主寒、主痛、主淤血、主惊风。造成寒凝气滞及脉络淤阻的原因有很多种,所以面色青又有青白、青灰、青紫等区别。面诊时,必须注意面部的光泽。面色青而明润含蓄者为佳,青而枯槁显露者为胃气败伤。

面色发青的原因主要有寒邪外束、阴寒内结、心肾阳衰、肺肾阳虚等。

寒邪外束会使面色青白,恶寒发热,头痛,身痛,无汗,舌苔薄白而润,脉浮紧。这是由于身体外感风寒,卫阳被遏❶阻所致。治疗时应用辛温解表之法,药方宜选麻黄汤。

阴寒内结会使面色青白,腹痛急剧,得暖痛减,遇冷加重,手足逆冷,口淡不渴,小便清长,大便溏薄,舌苔白,脉沉紧。这是由于外寒直中,或过食生冷,阳气耗伤,阴寒内盛,气血被阻所致。治疗时宜用温中散寒之法,药方可选用良附丸和正气天香散。

心肾阳衰会使面色青灰,口唇青紫,心悸❷气短,胸部憋闷,形寒肢冷,尿少身肿,舌质暗紫,舌苔白滑,脉象微弱或结代。这是由于心肾阳衰,运血无力,气虚血淤,温煦失职,水湿不化所致。治疗时应温补心肾,药方选用真武汤和保元汤。

肺肾阳虚会使面色青紫,喘促气短,呼多吸少,动则尤甚,语音低怯,肢冷自汗,尿少,便溏,舌淡紫,舌苔白滑,脉象虚浮无根。这是由于肺肾阳虚,温煦失职,气血不运,肾失摄纳,气不归元所致。治疗时应补肾纳气,药方宜选人参胡桃汤和黑锡丹。

诊断流程图

症状	病因
面色青白,恶寒发热,头痛、身痛	寒邪外束
面色青白,腹痛急剧,手足逆冷	阴寒内结
面色青灰,口唇青紫,胸部憋闷	心肾阳衰
面色青紫,喘促气短,肢冷自汗	肺肾阳虚

面色发黑：肾气不足

本节名词

❶ 黧

指黑里带黄的颜色。

❷ 宫寒不孕

女性因胞宫寒冷而不孕,称为"宫寒不孕"。

❸ 耳轮

即耳郭周围的软骨。

❹ 肌肤甲错

全身或局部的皮肤干燥,粗糙,脱屑,触之棘手,且形似鱼鳞的症状。

患者的面部均匀地显露出晦黑的病色被称为"面色黑"。面部出现这种颜色多为阳气不足、寒湿太盛,或血运不畅、淤血阻滞所致。明代医学丛书《证治准绳·察色要略》中说:"黑色属水,主寒,主痛,乃足少阴肾经之色也。"

面色发黑主要是由体内肾阳不足,肾精亏耗,或淤血内阻造成的。如果是因为种族、禀赋差异,或日晒较多而产生的生理性的面色黑,属于正常现象。

肾阳不足会导致面色黧❶黑,腰膝酸软,耳鸣,耳聋,形寒肢冷,尿清,便溏,或尿少,腰以下水肿;男性阳痿,女性宫寒不孕❷;舌淡胖嫩,舌苔白;脉象沉细无力,两尺部尤其明显。这是由于久病劳损,或房事不节,肾气虚弱,渐至肾阳不足,不能温养血脉,气血凝滞所致。治疗时应用温补肾阳之法,药方可选用右归丸;如果肾虚水泛,应用温肾利水之法,可用真武汤或济生肾气丸。

肾精亏耗会导致面色黧黑,耳轮❸焦干,腰膝酸软,头晕耳鸣,遗精早泄,发脱齿摇,口燥咽干,脚心热,舌质红,脉细弱。这是由于房劳过度,或热病伤及肝肾之阴,肾精亏损,精气不能上荣于面所致。治疗时应用补肾益精之法,药方宜选左归丸加紫河车等。

淤血内阻会导致面色黧黑,肌肤甲错❹,口干,不欲饮,毛发不荣;女性兼有月经不调,小腹刺痛或肿块;唇青舌暗,或有淤斑,脉沉涩或细迟。这是由于久病或外伤等原因使得气滞血结;或因寒凝血滞,使得血行不畅;或因内出血,血不归经,溢于脉外所致。应用活血化淤之法治疗。药方宜选大黄蛰虫丸或膈下逐淤汤等。

诊断流程图

症状	病因
面色黧黑、晦暗,耳鸣、耳聋,形寒肢冷	肾阳不足
面色黧黑,头晕耳鸣,发脱齿摇	肾精亏耗
面色黧黑,肌肤甲错,口干,不欲饮	淤血内阻

本节名词

❶ 湿阻

湿邪阻滞中焦及运化功能减弱，以脘腹满闷、肢体困重、纳食呆滞等为主要临床特征的外感病。

❷ 闭经

以女子年逾18周岁，月经尚未来潮，或已来潮、非怀孕而又中断3个月以上为主要表现的月经病。

面色发黄：气血不足

面色较常人黄而没有光彩者，被称为"面色萎黄"。面色萎黄一般多主虚证和湿证。《素问·五脏生成说》中说："色味当五脏……黄为脾甘。"《灵枢·五色说》中说："以五色命脏……黄为脾。"

《证治准绳·察色要略》中载："黄色属土，主湿，乃足太阴脾经之色。"黄色为脾土之色。面色萎黄是脾虚失运，化源不足，或久病致血虚失养的征象。对面色萎黄的诊断还应注意面部色泽的不同变化。

脾胃气虚造成的面色萎黄，是由于脾胃气虚，运化失司，气血化生不足，肌肤失养所致。患者会出现食欲不振，食后腹胀，倦怠乏力，少气懒言，大便溏薄，舌淡，苔白，脉象缓弱等症状。治疗脾胃气虚造成的面色萎黄应益气健脾，药方宜选四君子汤。

脾虚湿阻❶者会出现面色萎黄，面浮肢肿，四肢困重，食少腹胀，倦怠乏力，语声多重浊，尿少便溏，舌质淡，舌体胖，或有齿痕，苔滑腻，脉缓无力等症状。这是由于脾虚，水湿停滞所致。治疗脾虚湿阻而出现的面色萎黄应健脾利湿，药方可用藿朴夏苓汤或胃苓汤。

人体营血不足会出现面色萎黄，唇舌色淡，头晕目眩，心悸失眠，肢体麻木，女性月经量少，经期推迟或者闭经❷，气短声低，脉细无力等症状。这通常是由于失血过多，或脾胃虚弱，生化不足，或七情过伤，营血暗耗所引起，所以此类患者的面色萎黄，并伴有头晕目眩，心悸失眠，肢体麻木，月经量少，脉细无力等血虚肌肤失养之症状。治疗营血不足导致的面色萎黄应益气养血，药方可选用补血汤和四物汤，或人参养荣汤。

诊断流程图

症状	病因
食欲不振，饭后腹胀，倦怠乏力	脾胃气虚
面浮肢肿，倦怠乏力，语声低微、重浊	脾虚湿阻
唇舌色淡，头晕目眩，心悸失眠	营血不足

面部红肿："体内有热"

　　面部红赤肿大，严重者连及耳颊，被称为"面部红肿"。面部红肿不同于一般的面部浮肿，前者肿起而色赤，多局限于面部，常兼热痛；后者的面部浮起多呈水样，常累及下肢或全身。

　　面部红肿多主热证、实证。造成面部红肿的主要原因有温热时毒、风热上扰、误食中毒等。

　　温热时毒会使人的面部焮❶红肿大，咽喉肿痛。初起憎寒发热，恶寒之后，热势加剧，甚则神昏谵语❷，耳聋，口渴饮冷，舌苔黄，脉洪大且数。这种面部红肿又叫作"大头伤寒"或"大头瘟"，一般发生在冬、春两季。病因是感受温毒，上攻头目而致面部焮肿。余师愚的《疫病篇》中说："头为诸阳之首，面部肿大，此毒火上攻。"咽喉为肺胃之门户，毒火熏蒸于肺胃，所以会出现咽喉肿痛之症。治疗时宜用泻火解毒之法，药方可选用普济消毒饮；如兼阳明腑实者，可加大黄，用以泻下实热。

　　风热上扰会使人面目红肿，或麻或痒，恶风，头痛，咽痛，口微渴，舌苔薄黄，脉浮数。这种面部红肿一年四季都可能发生，多是由于风热入侵，卫气被郁，风热上扰面部造成的；也有因偏嗜膏粱厚味❸，内有积热，复感风邪，风热相结，上犯面部而导致的。治疗时宜疏风散热，药方可选防风通圣散。

　　因误食而致的中毒会使人出现面肿色赤，口干舌麻，恶心呕吐，大便秘结，或伴恶寒发热等症。这是由于误食野菜或其他有毒之物，毒气入血，上犯面部而致。治疗时应先用淡盐汤❹催吐，继用生甘草配绿豆煮汤，频服，再服普济消毒饮；或用生大黄、番泻叶煎汤，以泻下毒物。

诊断流程图

症状	病因
面部焮红，肿大，咽喉肿痛，恶寒，发热	温热时毒
面目红肿，或麻或痒，头痛，怕风	风热上扰
面肿，色赤，口干，舌麻，恶心，呕吐	食物中毒

面部浮肿：脾阳不足

面部浮肿，是指面部虚浮而肿大，但按之应手而起。明代医学丛书——《古今医统·面部门》中以"面浮"为脾肺虚证。因脾伤劳役，饮食失节，水土不调，脾气输散失常，肺气宣布失度所导致。

面部浮肿通常为慢性病的症状之一，分为气肿和水肿两种情况。肿势不严重，按之应手，大多是由肺脾阳气虚弱导致，属于气肿。若头面部浮肿，目下如卧蚕状，按之凹陷者，为水肿的症状之一。面浮为气虚所致的气肿，浮肿为因"水邪"所患的水肿，两者不同。前者肿势不严重，后者的肿势较严重。

肺气虚弱会使人出现面部浮肿，面色白，气喘息短，言语无力，动则气急，形寒畏风，自汗，久咳不已，舌质淡，苔薄白，脉象虚弱无力等症状。这种面部浮肿多见于年老体弱或久咳不愈的老人。老年人因肺气虚弱，久咳导致肺气受损，脏腑功能失常，宣散肃降之令不行。肺主气，肺虚则气无所主，所以面目虚浮肿胀。《金匮要略·肺痿❶肺痈❷咳嗽上气病脉证治》中说："上气，面浮肿，肩息，其脉浮大，不治。"可见，由肺气虚弱导致的面部浮肿预后不良。治疗时应以补肺益气为主，兼以化痰止咳。药方选用补肺阿胶汤。

脾阳不足也会造成人体的面部浮肿，面色萎黄，四肢不温，让人自觉面部发胀，并伴有倦怠乏力，食少腹胀，大便溏薄，肌肉消瘦，舌质淡嫩，有齿痕，舌苔薄白，脉象虚弱等症。这是由于劳倦过度，饮食失节，或久泻，或患有其他慢性疾病，损伤了脾阳，脾气虚弱，运化失职，清阳不升❸所致。治疗脾阳不足造成的面部浮肿应采用"健脾、益气、升阳"之法，药方宜用补中益气汤加附子、干姜等。

诊断流程图

症状	病因
面色㿠白，气喘息短，形寒畏风	肺气虚弱
面色萎黄，四肢不温，自觉面部发胀	脾阳不足

❶ 风邪

一种"邪气"，具有轻扬开泄、善动不居、升发、向上、向外的特性。

❷ 痉

肌肉收缩，手脚抽搐的现象。

❸ 平肝息风

指用具有重镇潜阳、平肝息风作用的方药治疗肝阳化风证、肝阳暴亢证的治法。

面部抽搐：肝气郁结

面部抽搐，是指眼睑、嘴角及面颊肌肉的抽搐，通常仅出现于面部的一侧。根据经络的走向，手足六阳经脉都在面部汇聚，所以有"头为诸阳之会"之说。

面部抽搐，多与情志因素有关，女性多于男性。肝气郁结、风邪阻络、肝风内动、风痰阻络等原因都会引起人体面部的抽搐。

肝气郁结会使人出现颜面抽搐，头晕，耳鸣，急躁，或伴有哭闹，脉象弦缓，舌红，舌苔薄白的现象。这种颜面抽搐常因人的情绪波动而诱发，特别是与人发生争吵时最易发生。肝气郁结日久必耗肝血，肝血不足则可使肝气失疏，所以，肝血失荣常与颜面抽搐互见。治疗时应疏肝理气。常用方剂为逍遥散。

风邪❶阻络会使人出现颜面突然抽搐，并伴有头痛，鼻塞，恶寒，眼睛流泪，脉浮，舌淡红，苔薄白等症状。这是由于风寒外袭，阻于阳明络脉所致。治疗时应疏散风邪，佐以解痉❷。常用方剂为菊花茶。

肝风内动会使人出现颜面抽搐，时感头痛、头晕，每遇愤事，抽搐加剧；脉象弦细有力，舌暗红，苔薄黄、偏干的现象。这是因为肝气素旺，上蹿化风，扰动面部脉络而形成的。治疗时应平肝息风❸。常用方剂为羚角钩藤汤或天麻钩藤饮。

风痰阻络会使人出现颜面抽搐，患侧面肌发麻，并伴有面部虚浮，眩晕，咳痰，口干，不欲饮，脉象弦滑，舌体肥大，苔薄且白润等症状。这种颜面抽搐多见于口眼歪斜或风痰眩晕经久不愈的患者。由于病久气虚，风痰久稽经络，风痰相搏，络脉失去约束，遂见颜面抽搐。治疗时应补气、祛痰、息风。常用方剂为千缗汤和六君子汤加胆南星。

诊断流程图

症状	病因
颜面抽搐，头晕，耳鸣，急躁	肝气郁结
突然颜面抽搐，伴有头痛，流泪等	风邪阻络
颜面抽搐，情绪激动时抽搐加剧	肝风内动
颜面抽搐，患病一侧的面部肌肉发麻	风痰阻络

眼部异常与疾病判断

以眼睛发黄，并伴有尿黄、面黄、身黄为主要症状。一般先从眼黄开始，逐渐遍及全身的病症，被称为"发黄"。这一症状在《黄帝内经》中被称为"黄疸"，以后历代医籍中有"黄瘅""谷疸""酒疸""女劳疸""阳黄""阴黄"等名称。

本节名词

❶ 纳呆

　　胃的受纳功能呆滞，表现为不思饮食，食量减少。

❷ 软坚散结

　　用软坚药物治疗浊痰、淤血等结聚有形病症的方法。

❸ 濡

　　此处是停留、迟滞的意思。

眼睛发黄：脾气不足

　　湿热内蕴会使人的眼睛和身体都发黄，且黄色鲜明。症见发热，口渴，身倦无力，食少纳呆❶，厌恶油腻，恶心呕吐，舌苔黄腻，脉象滑且跳动急速。这是由于湿热蕴结中焦，熏蒸肝胆，胆液外泄，浸渍于肌肤所致。根据湿热的不同程度，又有热重于湿、湿重于热、湿热并重三种证候。对于因湿热而引起的眼睛发黄，应区别治疗：热重于湿者，治疗时应清热利湿，佐以通便，药方选用栀子大黄汤；湿重于热者，治疗时应利湿化浊，佐以清热，药方选用茵陈五苓散；湿热并重者，治疗时应清利湿热，佐以解毒化浊，药方可选用茵陈蒿汤。

　　淤血内阻会使人眼睛发黄，然后身体发黄。其色晦暗，面色青紫或黧黑；或胁下有肿块，疼痛不适；或有低热；或大便漆黑，脉象弦涩或细涩。这通常是由于肝郁气滞，日久成淤；或因湿热，黄疸迁延不愈，湿郁气滞，淤积肝胆，胆汁外溢所致。因淤血引起的眼睛发黄比较顽固，不易速愈，治疗时应以活血散淤、软坚散结❷为主。常用方剂有大黄蛰虫丸等。

　　脾虚血亏会使人眼睛发黄，肌肤发黄，无光泽，神疲乏力，心悸失眠，头晕，爪甲不荣，舌质淡，脉象濡❸细。这是由于劳倦内伤或久病，使脾胃虚弱，气血亏损，肝失所养，疏泄失职，胆汁外溢所致。治疗时应健脾、补气、养血。药方可选用小建中汤、十全大补汤等。

诊断流程图

症状	病因
眼睛和身体都发黄，且黄色鲜明	湿热内蕴
身体发黄，色泽晦暗，面色青紫或黧黑	淤血内阻
肌肤发黄，无光泽，神疲乏力，心悸失眠	脾虚血亏

本节名词

❶ 白睛

眼珠外壁白色的、不透明的、质地致密而坚韧的组织，即球结膜与巩膜部分。它具有保护眼球的作用。

❷ 时邪

与四季气候相关的病邪，为各种季节性流行病病因的统称。

❸ 眵

音同"吃"，指眼睛分泌出来的液体凝结成的淡黄色物，俗称"眼屎"。

眼睛发红：感染病毒

眼睛发红，是指双眼（或一眼）的白睛红赤。在《黄帝内经》和《伤寒论》中均称"目赤"。其后的历代医家，根据眼睛发红的病因、病症等不同特点分别又提出了"暴风客热""天行赤眼""赤痛如邪""大小眦红"等名称。

眼睛发红可由外感风热、天行时邪、邪热潜伏于脉络或酒毒蕴蓄体内造成。

外感风热会使人出现白睛❶暴赤，热泪如汤，羞明隐涩；兼见恶寒发热，头痛鼻塞，舌苔薄白，脉象浮浅且跳动急速等症。这主要是由于感受了"风热之邪"而发，一般多发生于"风盛"之时。治疗时应疏风，清热。药方选荆防败毒汤或羌活胜湿汤。

天行时邪❷会使人出现白睛红赤、灼热，眵❸多黏稠，怕光羞明，眼涩难睁的现象。或一眼先患而累及两眼，或两眼齐发。传染性很强。这是因感受时气之毒而发，多偏于热盛。其发病急且传染性强，往往是一人发病之后便会迅即传染，广泛流行。治疗时应疏风、泻热、解毒。药方选祛风散热饮子。

邪热潜伏在脉络中，常见白睛淡红，表面有赤脉纵横，虬蟠旋曲，丝脉粗细、稀密不等，久而不愈。多因诸热性眼病失于调治转变而成；或因经久冒涉风沙以及长期近火烟熏；或长期从事精微细致的工作，用眼过度，以致热郁血滞而发病。治疗时应"搜邪清热"。药方选退热散。

酒毒淤积在体内，也会使人眼睛发红。表现为白睛渐渐黄赤，眼涩，干痒，兼见湿热内蕴之症，舌苔黄腻。酒毒蕴蓄在体内而眼睛发红的人，必有长期的嗜酒病史。酒毒内蕴，脾弱肝旺，湿热上行，两目渐渐黄赤。治疗时应清热利湿。药方选茵陈五苓散。

诊断流程图

症状	病因
白睛暴赤，热泪如汤，羞明隐涩	外感风热
白睛红赤，灼热，眵多黏稠，怕日羞明	天行时邪
白睛黄赤，眼涩，干痒，伴有舌苔黄腻	酒毒内蕴

眼睛频眨：肝虚血少

眼睛不停眨动是指眼睑开合失常，时时眨动，不能自主的症状。它多与肝、脾两脏有关，但又有虚实之别。这一症状常发生在儿童身上。

肝虚血少而出现的眼睛不断眨动为血虚不能荣养筋肉和濡润目窍的虚证。肝气乘脾而出现的眼睛不断眨动，乃因肝强脾弱；疳积❶伤脾而导致的眼睛不断眨动，乃脾伤疳积；它们均属因虚致实而患的病症，诊断时必须加以区别。

肝经风热会使人两眼不断眨动，眼睑的筋肉上下左右如风吹一般不能自主。或伴发热，或伴抽搐，舌苔薄白，舌质红，脉象细且跳动急速，甚则手足搐动。多由于风热侵袭肝经，引动内风，循经上扰所致。故眼睑的筋肉上下左右如风吹，频频眨动，不能自主，甚则手足搐动。治疗时应疏风清热，平肝定搐。药方用泻青丸或柴胡清肝饮；如阴液已伤，应佐以六味地黄丸。

肝气❷乘脾会使人的两眼睑时时眨动，面色发青，夜卧易惊，食少纳呆，体倦乏力，舌苔白腻，脉濡细。多因肝气过盛化风，脾土受侵所致。治疗时应平肝健脾，药方用五味异功散，加柴胡、白芍、生姜；如肝风较甚，去人参，加赤芍、蝎尾、钩藤。

肝虚血少会使人的双睑连眨不止，眼部涩痒；常以手揉眼，时轻时重，甚者入暮不能视物；舌淡红，脉濡细。多由于肝血亏损，血虚生风，眼睑的筋肉失于滋养所致。纯属虚证。症见双睑连眨不止，兼感涩痒难忍。治疗时应补肝养血，药方用养肝丸加减；也可选用新鲜的猪肝、羊肝煮食。

诊断流程图

症状	病因
眼睛不断眨动而不能自主	肝经风热
两眼睑时时眨动，面色发青，体倦乏力	肝气乘脾
双睑连眨不止，眼睛涩痒，时轻时重	肝虚血少

本节名词

❶ 口中和

在患病的过程中患者的饮食口味正常的表现。

❷ 搐鼻

将所用药物细末用手指或以纱布包裹，纳入鼻中，通过鼻黏膜吸收而发挥治疗作用的一种常用方法。

❸ 苄

音同"户"，即地黄，为一种药草。

眼睛流泪：肝血不足

眼睛流泪是指泪液无制，溢出眼外的现象。《素问》有"风见则泣下"的记述。《神农本草经》称之为"泪出""泣下"。《证治准绳·七窍门》将其归纳为"迎风冷泪""迎风热泪""无时冷泪""无时热泪"四类。

眼睛流泪可分为迎风流泪、流冷泪、流热泪等几种情况，病因也不相同，诊断时应加以区别。

肝经虚寒会使人出现迎风流泪的现象，常见于年高血虚之人。这一症状主要表现为遇风则冷泪频流，形体消瘦，面色无华，唇淡甲白，舌质淡，脉细。严重的则伴有肢冷身凉，口中和❶，舌质淡，舌苔白润，脉象沉迟等症状。这种迎风流泪多由肝血不足，不能上荣于目所致。治疗时应养血驱寒，药方用养血驱寒饮；若兼有肝虚气弱的证候，则用河间当归汤；冷泪日久，目视不明者，可服用枸杞子酒调治。

肝肾两虚会使人出现常流冷泪的现象，遇寒则更严重。初起时泪止如无病症，久则冷泪长流。伴有头目昏眩，瞻视不明，耳鸣耳聋，失眠遗精，腰腿酸软，舌苔白，脉细弱的情形。这种常流冷泪的现象多由房事不节，精血衰少，或悲伤哭泣，伤阴耗液，致肝肾两亏，阴损及阳，泪液不能节制所致。治疗时应滋养肝肾，补益精血。药方用菊睛丸、肝肾双补丸，配合麝香散搐鼻❷。

阴虚火旺会使人不时流热泪。主要表现为白天常流热泪，晚上则干涩；伴有头晕目暗，舌苔薄白或薄黄，舌质红，脉细且跳动急速等症状。多由肝肾阴虚，水火不济，虚火上炎所致。治疗时应滋补肝肾，从阴引阳，药方用椒苄❸丸；如虚中夹实，兼夹肝胆之火者，用加味当归饮。

诊断流程图

症状	病因
遇风则冷泪频流，形体消瘦，面色无华	肝经虚寒
常流冷泪，伴有头目昏眩，耳鸣，耳聋等	肝肾两虚
白天流热泪，晚上则干涩	阴虚火旺

两眼无神：血气亏损

两眼无神，是指两眼的"神光"不足。轻者自觉视物无力，眼皮酸困；重者形羸色败，昏不知人。《银海精微》中说："肝肾之气充则精彩光明，肝肾之气乏则昏朦眩晕。"说明了"神光"与全身脏腑的精气之间的关系。

两眼无神主要是由体内阴血虚亏或精气衰败所致。

体内阴血亏虚会使人的两眼光彩不足，自觉视物昏朦，易于疲困。且有头晕耳鸣，肢软乏力，心悸失眠，潮热❶盗汗，舌红或舌淡，脉细数❷或虚软无力的现象。其病因有四：①劳心思虑太过，心脾受损，心脾血虚，血不养睛；②因外伤、虫兽伤或妇人因产伤而失血太多，血虚致眼目失养；③久病失治，气阴两虚，目失濡养；④饮食失节，纵酒恣欲，房事伤肾，肾精亏虚，精血不能上充。《景岳全书·目疾门》中说："眼目一症……既无红肿，又无热痛，但或昏或涩或无光，或年及中衰，或酒色过度，以致羞明黑暗，瞪视无力，珠痛如抠等症，则无非水之不足也。"对于阴血虚亏而导致的两眼无神，治疗时应滋阴养血。药方应选三仁五子丸。

人体内精气衰败会使人两眼内陷，目视无光，瞳仁散大，目不识人；形羸色败，喘急异常，二便失禁；或两手循衣摸床❸；或语无伦次。这是病势垂危的征兆。脏腑精气衰败，不能上行于目，则两目内陷，暗淡无光。瞳仁内应于肾，久病穷必归肾；肾精衰败，则瞳仁神光自散，故双眼内陷，暗淡无光，瞳仁散大，目不视人为其辨证要点。本症是精气衰败、阴阳竭绝的危重病症。治疗时应"回阳救逆"，药方应选四逆加人参汤。

诊断流程图

症状	病因
两眼光彩不足，自觉视物昏朦	阴血亏虚
两眼内陷，瞳仁散大，目不识人	精气衰败

上眼睑下垂：气血淤滞

上眼睑下垂，指眼睑下垂，难以抬举，影响眼睛看东西。轻者半掩瞳仁，重者黑睛❶全遮，垂闭难张。上眼睑下垂，一般分为先天与后天的两种。

先天性上眼睑下垂多双眼同病，由遗传或先天发育不全而致的上睑提肌功能减退甚至丧失引起；后天性上眼睑下垂，多单眼发病，得之于病后创伤所致的动眼神经麻痹或重症肌无力，或其他原因。

中气下陷会使人的上眼睑下垂，起病较缓。上眼睑缓慢下垂，下垂的情况逐渐加重。轻者半掩瞳仁，重者黑睛全遮，垂闭难张。患者瞻视时往往需仰首提眉，久则额部的皱纹深凹，甚则需以手提睑方能见物。患者的全身体弱乏力，形寒气短，四肢虚软，舌质淡嫩，脉虚沉微。或见脱肛❷，女性或见子宫脱垂。该症多因患者饮食不节或忧思伤脾，又因其平素脾胃虚弱，以致中气下陷而成。治疗时应补中益气。药方选补中益气汤。

风邪侵入脉络会使人的上眼睑下垂，起病较急。主要表现为忽然上眼睑下垂，且兼痒如虫行，头痛目胀，舌红，脉象浮浅且跳动急速。这是因外感风邪，入里中络，筋脉受损所致。风善行而数变，故发病急速。临床常见忽然间上眼睑下垂，风盛则痒，上冲头目，则头痛目胀。治疗时应养血祛风。药方选除风益损汤。

气滞血淤会使人的上眼睑下垂。主要是眼部或头额部遭受外伤，淤血阻滞经络，胞睑纵而不收；或筋脉已断，气滞血淤，胞睑无力提举。此种患者有明显的眼部或头额部的外伤史。治疗时应行气活血。药方选祛淤四物汤。

本节名词

❶ 黑睛

眼珠外壁前部中央的无色透明的膜样组织，即角膜部分。是光线进入眼内必经的通路，有保护眼珠的作用。

❷ 脱肛

肛管直肠外翻而脱垂于肛门外的现象。

诊断流程图

症状	病因
起病较慢，全身体弱，乏力，形寒气短	中气下陷
起病较急，兼痒如虫行，头痛目胀	风邪入络
有明显的眼部或头额部的外伤史	气滞血淤

本节名词

❶ 目窠

指眼的凹陷处，包括眼眶、上下眼睑。

❷ 毬

音同"球"，泛指球形物。

❸ 腠理

皮肤、肌肉、脏腑的纹理及皮肤、肌肉的间隙交接处的组织。有渗泄体液，流通气血，抵御外邪的功能。

眼睑肿胀：湿气停滞

眼睑肿胀，是指眼睛的上胞下睑肿胀不适。本证在《灵枢·水胀》中名为"目窠上微肿"；在《素问·评热病论》中被称为"目下肿"；《金匮要略·水气病脉证并治》中称之为"目窠❶上微拥"。

眼睑肿胀可由生理因素或病理因素所致。生理因素包括睡眠不足、枕头过低及流泪之后。病理性的眼睑肿胀相当于现代医学所指的"眼睑非炎症性水肿"，包括眼睑血管性水肿、肾炎性水肿及营养不良性水肿等。中医认为，眼睑肿胀往往是全身疾病在眼睑局部的表现。《证治准绳》中称其为"肿胀如杯""脾虚如毬❷"。前者为"外障实邪"，后者乃气虚所致。后世医家多从其说。

肺脾积热会使人眼睛赤痛，热泪时出，怕光羞明。继则眼睑肿胀，红肿如桃，疼痛拒按，痛引头额；或伴恶寒，发热，舌红，脉象急速等症状。此症多因热邪入里，或饮食失节，以致肺脾积热，壅热上攻，燥火客邪，血分热盛，热积胞睑。《银海精微·胞肿如桃》中说："此乃脾肺之壅热，邪客于腠理❸，致上下胞肿如桃，痛涩泪出。"治疗时应清火、散风、解毒。药方选散热消毒饮。

脾虚湿滞会使人上胞浮肿，虚肿如球；患处喜按，拭之稍平，少顷复起，目不赤痛；或兼目痒，脉弱，舌胖，苔薄白。多因脾胃气虚，中气不足，运化失司，水湿停于胞睑所致。因虚而浮肿，故按之不痛；且患处水湿稍散，眼睑肿胀稍平；继而水湿复聚，顷复如故。风为肝之气，脾虚则风邪更易侵入，若兼风邪则见口痒。治疗脾虚湿滞引起的上胞浮肿应补中益气、健脾渗湿。药方选神效黄芪汤或助阳活血汤。

诊断流程图

症状	病因
眼睛赤痛，怕光羞明，眼睑肿胀	肺脾积热
上眼睑浮肿而不痛，按压则好转	脾虚湿滞

本节名词

❶ 黄仁

又名眼帘、睛帘、虹彩。即虹膜，位于黑睛后内。内应于肝，肝胆相表里，故病变常与肝胆有关。

❷ 瞳神

在黑睛后方，虹膜中央，为形圆而能开缩的圆孔，有调节进入眼内光线的作用。

瞳神散大：体内火气上升

瞳神散大是指瞳神较正常的开大，甚至展缩失灵，散而不收，黄仁❶窄细如线的症状。本证在《兰室秘藏》中被称为"瞳子散大"，在《证治准绳》中则被称为"瞳神散大"。

瞳神❷散大又被称为"瞳仁开大""瞳仁散大""瞳仁散杳"。瞳神为先天之精气所生，后天之精气所养。精气失于敛聚，则瞳神散大。所以，该证的调治原则应为"聚敛精气"。

气阴两虚会使人出现瞳神散大，视物如在云雾之中，患眼干涩不爽，头晕目眩，体倦乏力，心烦少寐，口咽干燥，舌红苔黄，脉濡细的症状。其属虚证。为心肝火盛，火热灼津，瞳神失养所致。对于气阴两虚而引起的瞳神散大，治疗时应益气养阴。药方用六味地黄丸。

阴虚火热上炎会使人瞳神散大，视物模糊，目赤眵结，耳鸣，耳聋，腰膝酸软，遗精滑泄，舌红，苔少，脉虚细且跳动急速。属本虚标实之证。多由肝肾阴虚所致。阴虚于下，火旺于上。对于阴虚火旺而引起的瞳神散大，治疗时应"滋阴降火"。药方用知柏地黄丸。

因暴怒伤及肝脏会使人瞳神散大，视物昏朦，面红目赤，胸闷，胁痛，烦躁不宁，嗳气少食，舌红，苔薄，脉弦。多由肝气上逆所致。肝郁不达，怒则气上。对于暴怒伤及肝脏而引起的瞳神散大，治疗时应疏肝理气。药方用调气汤，兼服磁朱丸。

外伤也可能导致瞳神散大，且常伴有气滞血淤的症状。治疗时可用活血化淤之法。药方宜选用桃红四物汤加减。

诊断流程图

症状	病因
视物如在云雾中，眼干涩，体倦乏力	气阴两虚
视物模糊，目赤眵结，耳鸣，耳聋	阴虚火旺
视物昏朦，面红目赤，烦躁不安	暴怒伤肝

耳部、鼻部异常与疾病判断

耳内流脓是指耳内流出脓液，其色或黄或青，其质或稠或稀。最早见于《诸病源候论》，书中称之为"聤耳"。《杂病准绳》中说："聤耳亦曰耳湿，常出黄脓；有风耳毒，常出红脓；有缠耳，常出白脓……"

本节名词

❶ 耳膜

也称"鼓膜"，是一种具有弹性，灰白色，且半透明的薄膜，介于外耳道与中耳腔之间。

❷ 溲

音同"搜"，一般指小便。

❸ 潮红

俗称"升火"，是由植物神经功能紊乱造成的血管舒缩功能障碍所致。

耳内流脓：火热上炎

耳内流脓的原因主要有风热上扰、肝胆湿热、肾阴虚损、虚火上炎等。

风热上扰会引起耳内疼痛、胀闷、跳痛或锥刺状痛。剧痛后，耳内流脓，痛缓解。其症状为听觉差，头痛，发热，恶风，鼻塞流涕，咽干而痛，口渴，**耳膜**❶破溃，有脓溢出，色黄，舌苔薄黄，脉浮数。病因为风热邪毒侵袭，传热入里，熏蒸耳窍，火热搏结，生腐化脓。治疗时应祛风清热、辛凉解表。药方选银翘散或桑菊饮，并加蒲公英、紫花地丁、野菊花等清热解毒之品。

肝胆湿热引起的耳内流脓发作急骤，耳重痛，脓出痛减。伴有发热，头痛，口苦，咽干，便干，**溲**❷赤，耳脓黄稠，量多，舌苔黄腻，脉弦数等症状。病因为湿热之邪蕴结，循足少阳胆经上扰，湿热搏结，化腐生脓。由肝胆湿热引起的耳内流脓为急骤的实热证，一般无表证，仅见里实热证。治疗时应清肝胆湿热。药方选龙胆泻肝汤。

肾阴虚损、虚火上炎引起的耳内流脓，时间长久，时作时止；脓液清稀无味，伴有头晕，耳鸣，耳聋，腰膝酸软，口干，心烦，面色**潮红**❸且有低热，舌质红，脉细数的症状。病因为肾精虚损，不能制阳；虚火上炎，循经上蒸于耳；耳窍空虚，易受外邪；"邪"与虚火交蒸，化腐为脓。治疗时应滋阴降火。药方选知柏地黄丸。

诊断流程图

症状	病因
耳内疼痛、胀闷，耳内流脓则痛缓解	风热上扰
发作急，耳痛重，脓出痛减	肝胆湿热
时作时止，脓液清稀无味	肾阴虚损，虚火上炎

耳内长肉：体内有热毒

耳内长肉是指人体的耳窍内有小肉突出，形如樱桃，或如羊乳头，或如小蘑菇，或如枣核，头大蒂小。因其形状不一，故又有"耳蕈❶""耳聤""耳痔"等名称。以肝胆热毒引起的居多。

耳内长肉多由肝胆蕴热，热毒袭耳，脾肾两虚，邪滞耳窍，邪毒久留，气滞血淤所致。

因肝胆蕴热、热毒袭耳所生的耳肉，其形状、大小不一，色红。常湿润，或有稀水溢出，或有脓液，或出血，触之疼痛。伴有耳鸣，严重的可导致耳聋；头晕纳差，便干，溲赤，舌苔薄黄，脉弦❷且跳动急速。肝胆蕴热、热毒袭耳造成的耳内长肉是因耳为肝胆经脉所过，由于邪热结于肝胆，热毒上蒙清窍，气血受阻，凝聚于耳所致。治疗时应清肝泻火。药方选柴胡清肝汤。

因脾肾两虚、邪滞耳窍所生的耳肉，其形多，不大，色淡红，潮湿，迁延日久，耳内稍痛；或有脓水流出，听觉差。伴有脘腹胀闷，腰膝酸痛，眩晕，便溏，溲清，舌苔薄白，脉细弱。肾得后天水谷的精微❸充养，则精髓旺盛，耳窍聪灵。若脾失健运，化源不足，肾气亦虚。脾肾两虚，又因耳为肾窍，则受邪。邪毒滞留、气血凝聚而致耳内长肉。治疗时应补益脾肾。药方选桂附八味丸和参苓白术散加栀子、柴胡、连翘等。

因邪毒久留、气滞血淤所生的耳肉，其色暗无华，触之疼痛，或出血，或有脓水流出。伴有听觉差，胃纳尚可，舌暗，苔薄，脉细涩等症状。这是由于邪毒袭耳，迁延日久，阻塞经络，气血淤滞不散，结聚而成。治疗的时候应调和气血，行气化淤。药方选当归桃红汤。

诊断流程图

症状	病因
形状、大小不一，色红，常湿润	肝胆蕴热，热毒袭耳
形多，不大，色淡红，潮湿	脾肾两虚，邪滞耳窍
色暗无华，触之疼痛	邪毒久留，气滞血淤

本节名词

❶ 口苦

口中有苦味。

❷ 相火

与"君火"相对而言，指寄居于肝肾二脏的阳火，有温养脏腑，主生殖的功能；与"君火"相配，共同维持机体的正常生理活动。相火过亢则有害。

耳朵流血：肝火上炎

耳朵流血，即耳窍出血。《冯氏锦囊》中说："耳中出血，少阴火动所致。"李东垣说："耳中无故出血，名曰耳衄。乃肝肾相火上逆，迫血而衄。"耳衄又有虚实之分。

耳朵流血均为火旺上扰，迫血妄行而致。但肝火上逆导致的耳朵流血为实火，阴虚火旺导致的耳朵流血为虚火。两者的区别在于症状发作的缓急程度、全身表现和耳窍局部的肿痛情况，以及出血量等。

肝火上逆会使血从耳中突然流出，量较多；耳部疼痛，心烦易怒；或胸胁胀满，口苦❶，目赤，头痛，小便少；脉弦且跳动迅速有力，舌质红。此症状属于实热证。多因七情过激，肝失条达，气郁化火，循经上扰耳窍，迫血妄行所致。出血量多，发作急骤。肝胆火热搏结，每致气血壅滞，所以耳部疼痛。治疗时当清肝泻火、凉血、止血。药方选用犀角地黄汤加龙胆草、旱莲草等，外用龙骨煅灰外敷。

阴虚火旺会使血从耳中缓缓流出，时作时止，量不多，耳部不肿痛；头晕目眩，心悸耳鸣，腰膝酸软，神疲乏力；脉细且跳动迅速，舌质红。这类耳朵出血多是由肾阴不足、水不济火、相火❷上炎、迫血妄行所致。一般表现为慢性发作，时作时止。肾阴虚则精水不充，脏腑经络、孔窍失养，呈现出心悸、头晕、目眩、耳鸣、腰酸乏力等诸肾虚的表现。治疗时当滋阴降火。药方选用知柏地黄汤加麦冬、玄参。

从现代医学的角度讲，耳内流血兼有黄脓，极有可能是得了急性化脓性中耳炎，是病菌进入鼓室引起的鼓室黏膜炎症。病菌可在人体患上急性上呼吸道感染、急性传染病之后，以及在污水中游泳或跳水，经过不适当的咽鼓吹张、擤鼻或鼻腔治疗之后经咽鼓管侵入中耳。

诊断流程图

症状	病因
血从耳中突然流出，量较多，耳部疼痛	肝火上逆
血从耳中缓缓流出，时作时止，量不多	阴虚火旺

本节名词

❶ 皲

音同"君",指手足的皮肤冻裂。

❷ 热毒

火热郁积所成,易导致疗疮痈肿之类的"邪气"。

❸ 鼻翼

指鼻尖两侧的部分,由皮肤、皮下软组织及软骨组成。

鼻子上生疮:体内有热

鼻子上生疮,是指鼻前孔附近的皮肤红肿、糜烂、灼痒、结痂的现象,有经久不愈、反复发作的特点。《医宗金鉴·外科心法要诀》中说:"鼻疳者,因疳热攻肺而成,盖鼻为肺窍,故发时鼻塞赤痒疼痛,浸淫溃烂,下连唇际成疮,咳嗽气促,毛发焦枯也。"

肺经蕴热、邪毒外袭会使鼻前孔灼热干燥,微痒,微痛,皮肤上出现粟粒状小丘,继而表浅糜烂,溢出少许黄色脂水或结有黄色痂皮;鼻前孔周围的皮肤潮红,甚至皲❶裂;久则鼻毛脱落,全身无明显症状。肺经蕴热,风热外袭,淤滞于鼻,熏灼鼻孔处肌肤,则皮肤上会出现粟粒状小丘、微红的症状。热盛则肿而痛,灼热干燥,进而结痂。热毒❷腐灼,肌肤溃破,则会糜烂,溢出脂水,风盛则痒而燥裂。对其应内外兼治:内治宜清热泻肺,疏风解毒,可选用黄芩汤加减。若燥热痛甚者,可加黄连、丹皮,以助清热解毒、凉血止痛之力,亦可选用银翘散和泻白散加减。外治时将内服的中药渣再煎,湿热敷局部;或用漆大姑、苦楝树叶、桉树叶各 30 克煎水后洗患处。

脾胃失调、湿热郁蒸会使鼻前孔处的肌肤糜烂、潮红焮肿,常溢脂水或结黄浊厚痂,痒痛;偶见皲裂出血,严重者可侵及鼻翼❸及口唇;鼻窍不通,言谈不利。脾胃失调,湿浊内生,蕴而化热,湿热循经上蒸,壅结鼻窍,腐蚀肌肤,则鼻窍的肌肤糜烂潮红;湿浊不化,则脂液溢出,积成黄浊厚痂。对其也应内外兼治:内治宜清热燥湿,和中解毒,可选用萆薢渗湿汤加减;外治可用明矾 3 克、生甘草 10 克煎水洗涤,以清洁、消毒、敛疮。糜烂久不愈者,用瓦松适量,烧灰存性,研末,撒于患处,以燥湿敛疮。

诊断流程图

症状	病因
鼻孔灼热干燥,微痒,微痛,表浅糜烂	肺经蕴热,邪毒外袭
鼻前孔处的肌肤糜烂,溢脂水或结黄浊厚痂	脾胃失调,湿热郁蒸

口腔异常与疾病判断

嘴唇燥裂，是指口唇出现裂隙或裂沟，古称"唇裂肿""唇燥裂"。中医认为它是由脾胃热盛或阴虚火旺引起的，现代医学一般认为它是**维生素 B₂**❶缺乏或脾胃热盛及阴虚火旺的征象。

本节名词

❶ 维生素 B₂

又叫"核黄素"，是在自然界中分布广泛的一种维生素，是哺乳动物必需的营养物。其辅酶形式是黄素单核苷酸和黄素腺嘌呤二核苷酸。

❷ 足阳明胃经

人体的十二经脉之一，简称"胃经"。主肠胃等消化系统、神经系统、呼吸系统、循环系统的某些病症和咽喉、头面、口、牙、鼻等器官的病症。

嘴唇燥裂：脾胃热气太盛

脾胃热盛会引起口唇红肿，有裂沟，伴有大渴引饮，多食易饥，口臭，大便秘结，脉象洪大或滑，且跳动迅速、沉实，舌质红，苔黄厚的现象。多因热邪入里或过多食用辛辣厚味所致。唇为脾之外候。足阳明胃经❷挟口环唇，脾胃热盛，唇失滋养，故可产生唇裂。临床上多伴有烦渴、易饥、口臭等阳明实热的表现。治疗时当清泻脾胃实热，用清凉饮或滋唇饮，使上下清凉，火热自消。《石室秘录·唇裂》中论唇裂治法时说："火盛之极……大渴呼饮，虽非伤寒之证所得……白虎汤亦可救，但过于太凉，恐伤胃气，往往有热退而生变，仍归于亡。故白虎汤不可轻投也。我有一方，名曰清凉散。玄参二两，麦冬一两，甘菊花五钱，青蒿五钱，白芥子三钱，生地三钱，车前子三钱，水煎服。此方妙在玄参为君，以解上焦之焰；麦冬为臣，以解肺中之热；甘菊、青蒿为佐，以消胃中之火；尤妙车前子、白芥、生地为使，或化痰，或凉血，尽从膀胱以下泻其大热之气。"

阴虚火旺会引起唇赤，干裂，颧红，潮热盗汗，虚烦不眠，小便黄，大便秘结，舌质红，苔少，脉象细数的现象。多由于急性热病耗伤阴液；或五志过极，化火伤阴；或过服温燥劫阴之药导致阴虚火旺，火炎灼口，从而出现唇裂；并兼有颧红，唇赤，潮热盗汗，虚烦不眠，舌质红，脉细数等阴虚内热之象。虽本证与脾胃热盛的唇裂皆为热象，但本证为虚热，脾胃热盛的唇裂为实热。治疗时应根据具体情况进行区别对待。对于实热者，治疗时应清之，泻之；对虚火者的治疗原则，是"壮水之主，以制阳光"。药方可用六味地黄丸。

诊断流程图

症状	病因
口唇红肿，有裂沟，多食易饥	脾胃热盛
唇赤，干裂，颧红，潮热盗汗，虚烦不眠	阴虚火旺

嘴唇青紫：脾阳之气太弱

　　嘴唇青紫是指口唇出现青深紫色或青淡紫色的现象。《金匮要略》中载有"唇口青"一证，视之为危候，是人体内脏的阴阳气血衰弱的外在表现，因此多伴有脏腑功能衰退的症状。

　　嘴唇青紫是由脾阳虚弱、痰浊阻肺、气滞血淤等原因造成的。

　　脾阳虚弱会引起口唇青紫。其症状为纳少便溏，食后腹胀，手足不温，舌淡苔白，脉象沉弱。该证因病位在脾，而脾之华在唇，**脾阳**❶不振，清阳不能上荣于唇，久之可见唇青紫。治疗时应用温运脾阳之法。药方选附子理中汤。

　　痰浊阻肺会引起口唇青紫，伴有咳喘痰鸣，甚则张口抬肩，不能平卧；痰浊稠黄，或痰自清稀，脉滑，且跳动迅速；舌苔黄腻或白滑厚腻等症状。其为实证，则是由于宿有咳喘痰疾，肺气不得肃降，津聚生痰；脾虚不能运化，湿停生痰；痰浊蓄留于肺，肺气阻塞，百脉不得朝布所致。治疗时应区别对待：痰热引起的口唇青紫，应清化痰热，肃肺降气，药方选麻杏石甘汤加细茶、贝母瓜蒌散；痰湿引起的口唇青紫，应温化痰湿，健脾肃肺，药方选苓甘五味加姜辛半夏杏仁汤。

　　气滞血淤会引起口唇青紫，面色黯红或淡青；胸闷不舒或时有刺痛，或胸胁苦满；**气短**❷心悸，脉沉涩而缓；舌黯有**淤斑**❸，舌苔薄。其为实证，多因情志所伤，气机不畅，病久，由气入血，淤血阻络，气血不能上荣所致。治疗时也要区别对待：气滞偏重的，应行气活血，药方选瓜蒌薤白半夏汤；血淤偏重的，应活血化淤，药方选桃红四物汤合失笑散。桃红四物汤以强劲的破血之品——桃仁、红花为主，活血化淤；以熟地、当归滋阴补肝、养血调经；芍药养血和营，增补血之力；川芎活血行气，助活血之功。

诊断流程图

症状	病因
口唇青紫，食后腹胀，手足不温	脾阳虚弱
口唇青紫，伴有咳喘，痰鸣	痰浊阻肺
口唇青紫，面色黯红或淡青，胸闷不舒	气滞血淤

嘴唇颤动：脾虚血燥

嘴唇颤动又称"唇瞤""唇风"，俗称"驴嘴风"。可发生于上下唇，以下唇颤动较常见，好发于秋冬季节。《灵枢·五阅五使篇》中说："口唇者，脾之官也。"唇属足太阴脾经，脾虚而血燥生风，故可出现口唇抖动。

胃火挟风和脾虚血燥都可能引起嘴唇颤动。其症状不同，治疗方法也不一样。

胃火挟风会引起嘴唇发痒，皮肤发红，局部有灼热感；继则出现嘴唇颤动，大便秘结，舌苔黄燥，脉象弦滑的现象。胃火可由外感风寒或风热失解，入里化热，热传阳明而来；亦可因素嗜辛辣厚味，胃腑蕴热而致。足阳明胃经环唇，胃经实火循经上传，与外风相合，风火相煽，故可发生嘴唇颤动。治疗时可用疏风清热、表里双解之法。药方可选双解通圣散之类；如兼大便秘结者，可用调胃承气汤。

脾虚血燥会引起下唇发痒，色红且肿；继而口唇干裂，痛如火烧，又似无皮之状，嘴唇颤动；大便干燥，舌质红，少苔，脉象细且跳动迅速。血燥可因感受秋季燥邪❶，或误服苦寒、温燥之品，耗伤阴血、化燥所致。对于脾虚血燥引起的嘴唇颤动，治疗时应养血，疏解风燥。可内服四物消风饮，外搽❷黄连膏、紫归油。

另外，其口唇疼痛：胃火所致者，有明显肿痛，局部有灼热感；血燥所致者，口唇干裂而痛。其大便不通：胃火所致者，系阳明胃腑热邪❸炽盛，大便燥结成实。下唇挟口属足阳明胃经，上唇挟口属手阳明大肠经，故大便秘结时日越多，往往一唇动，肿痛之势愈重；腑气一通，其势立减；血燥生风致瞤者，脾津不布，手阳明大肠津液不足，大便滞涩难解，无"痞"❹"满""燥""坚""实"等阳明腑热的实证表现。

诊断流程图

症状	病因
嘴唇发痒，皮肤发红，局部有灼热感	胃火挟风
下唇发痒，红肿，口唇干裂，痛如火烧，似无皮之状，大便干燥	脾虚血燥

本节名词

❶疮

皮肤上肿烂、溃疡的病，痈、瘫、疽、疖等的总称。

❷虚热

一指阴阳气血虚亏引起的发热；一指热病而见昏迷症状者。

❸心阴虚

多由劳神过度、久病或热病耗伤心阴所致，又称"心血虚"。

口中生疮：中气不足

口中生疮简称"口疮❶"。《黄帝内经》中将其称为"口糜""口疡"。后世根据其临床表现及病机的不同，又有"口疳""口舌生疮""口中疳疮""口破""口内糜腐"等称。但一般习惯上称之为"口中溃疡"。

脾胃积热会使口、唇、舌及牙龈等处生疮，周围红肿；甚者腮、舌俱肿痛，影响进食；口渴饮冷；大便秘结，尿黄赤；舌质红，或有裂纹，舌苔黄；脉数有力。脾胃积热引起的口疮，属于实热。多因饮食失节，嗜食辛辣醇酒，炙煿厚味，导致脾胃积热；而脾开窍于口，脾胃之热上蒸于口所致。治疗时应清热泻火。药方选凉膈散合泻黄散。

阴虚火旺引起的口疮易反复发作，每因劳累或夜寐不佳而诱发。疮面黄白色，周围淡红，疼痛昼轻夜重，口干，心烦失眠，手足心热，舌红，少苔，或有红裂纹，脉象沉细且跳动有力。阴虚火旺引起的口疮，属于**虚热❷**，多因思虑劳倦，心阴暗耗；或热病后期，阴液受损，阴虚火旺，上炎于口所致。治疗时应滋阴清火，切忌苦寒伤阴。如偏于**心阴虚❸**者，药方选黄连阿胶鸡子黄汤；偏于肾阴虚者，药方选知柏地黄汤等。

中气不足会引起口疮反复发作，时轻时重。疮面色淡，疼痛较轻；纳少腹胀，大便不实；肢软神疲，少气懒言；舌质淡，边有齿痕，舌苔白；脉象细弱。中气不足引起的口疮多因气虚、劳倦、久病等使脾胃的中气受损，或口疮日久，灼阴耗气，脾胃气虚，阴虚内热所致。治疗时应服用补中益气汤或黄芪建中汤；如气阴两虚者，可选生脉散。

诊断流程图

症状	病因
口、唇、舌及牙龈多处生疮，周围红肿	脾胃积热
反复发作，常因劳累或睡眠不佳而诱发	阴虚火旺
口疮反复发作，时轻时重，疮面色淡	中气不足

本节名词

❶ 嗌

音同"意"，一般指咽喉。

❷ 颌

音同"和"，指构成口腔上部和下部的骨头和肌肉组织。上部的叫"上颌"，下部的叫"下颌"。

❸ 肌膜

肌细胞纤维的外膜，由质膜、覆盖的基膜和相连的胶原纤维的松散网络组成。

咽喉肿痛：肺胃热盛

咽喉肿痛，是指人体咽部红肿的症状。以咽喉部红肿疼痛、吞咽不适为特征，又称"喉痹"。历代医学文献中对其的说法有"喉痹""嗌❶肿""喉风""乳蛾""喉痛"等。

肺胃热盛会引起咽喉红肿，灼热疼痛，有咽喉堵塞感，且颌下结核疼痛；伴高热，口渴欲饮，咳吐黄痰，口臭，舌红，苔黄，脉洪大且跳动迅速的现象。由肺胃热盛引起的咽喉肿痛，为里热实证，多由嗜食辛辣，肺胃蕴热，循经上扰咽喉，气血壅滞而致。对于肺胃热盛引起的咽喉肿痛，治疗时当清热、利咽、消肿。药方用金灯山根汤加减。

热毒壅闭会使咽喉肿胀，疼痛剧烈，说话、吞咽困难，颌❷下结核疼痛，痰鸣气急，牙关紧闭。如肿胀坚硬、散漫则无脓，肿胀高突、上部紧束、下部软则有脓，伴有发热，口渴，头痛，脉跳迅速，苔黄，舌红的现象。由热毒壅闭引起的咽喉肿痛，是由于脾胃积热化火，上扰咽喉，蒸灼肌膜❸，血肉壅腐而致。对于因体内热毒壅闭引起的咽喉肿痛，治疗时当清热、解毒、消肿。根据肿胀无脓还是有脓，选用五味消毒饮合清咽利膈汤、仙方活命饮加减。

肺肾阴虚会使喉核肿胀，压之可有豆渣样物渗出，喉核微红，微痛，有咽喉堵塞感，干咳无痰或痰少而黏；伴口渴，五心烦热，午后面部潮红，气短懒言，神疲乏力，舌红，少苔，脉细且数的现象。由肺肾阴虚引起的咽喉肿痛，是由于身体一向阴虚，虚火上炎咽喉所致。对肺肾阴虚引起的咽喉肿痛，治疗时当养阴清肺。药方用甘露饮。偏于肾阴虚者，会出现腰酸膝软，虚烦失眠，眩晕耳鸣的症状，治疗时应滋肾降火。药方用知柏地黄汤。

诊断流程图

症状	病因
咽喉红肿，灼热疼痛，有堵塞感	肺胃热盛
咽喉肿胀，疼痛剧烈，痰鸣气急	热毒壅闭
喉核肿胀，压之可有豆渣样物渗出	肺肾阴虚

本节名词

❶ 白喉

以发热，咽痛，咽、喉、鼻等处出现白色假膜且不易剥脱为主要表现的疾病。

❷ 喉核

指位于口咽两侧的扁卵圆形组织，是喉关的组成部分。

❸ 肾亏

肾虚、肾气虚的俗称。以肾精不足为主要症状。临床表现可偏于肾阴虚或肾阳虚。

咽喉溃烂：体内有"火"

咽喉部出现白色腐膜被称作"咽喉腐烂"，严重者可蔓延至鼻部。《重楼玉钥》中说："喉间起白如腐一症，其害甚速。"一般来说，时疫白喉❶为疫毒所致，有传染性，以小儿多见；其他则无传染性，小儿、成人均可能得之。

时行疫毒会使咽喉疼痛、肿胀，局部出现灰白色腐膜，不易被拭去，拭去则出血；继则咽喉红肿剧烈，且疼痛、干燥，白腐范围较大；然后腐膜经久不退，或自行脱落，汗出如油，面色苍白如纸，两目直视，四肢不温。咽喉为肺胃之通道，外感疫病之毒会直犯肺胃，流过经络。疫毒与气血相搏，故红肿热痛，腐烂而成伪膜，以致气道不和或梗塞。轻者出现发热，喘咳，干咳如吠，声音嘶哑等痰浊窒盛的证候；重者出现面色苍白，痰鸣，唇绀，吸气困难等喉部梗阻的证候。由时行疫毒引起的咽喉溃烂，前期为疫毒之邪，侵袭肺卫。治疗时应疏风、清热、解毒。药方选用银翘散加土牛膝、玄参等。中期疫毒内传，阳明气分实热。治疗时应清热、解毒、消肿。药方用仙方活命饮加僵蚕、蝉衣、土茯苓，如大便干结则加大黄。后期疫毒内盛凌心，阴阳不相维系，阴虚里热。治疗时应温阳固脱，益气生脉。药方用四逆汤和生脉散。

肺胃热盛会使咽部红肿剧烈，疼痛较剧，喉核❷部出现白黄色脓点，并逐渐连成腐膜，易被拭去，不出血；伴有高热，口渴，腹胀，便秘。此乃热毒壅阻肺胃，循经上扰及伤腐咽部肌膜所致。治疗时应清热、解毒、消肿。药方用普济消毒饮或凉膈散。

阴虚火旺会使咽喉出现片状、块状的白色腐膜，并伴腰酸，神疲无力，盗汗，舌质红，脉细弱且跳动迅速的现象。这是由于先天不足或素体肾亏❸，邪毒循足少阴经上扰咽喉，腐伤肌膜而导致的。治疗时应滋阴降火。药方用知柏地黄汤加玄参、麦冬。

诊断流程图

症状	病因
咽喉疼痛、肿胀，有灰白色腐膜，拭去则出血	时行疫毒
喉核部出现白黄色脓点，易拭去而不出血	肺胃热盛
咽喉出现片状、块状的白色腐膜，但范围较小	阴虚火旺

牙齿浮动：肾气虚

牙齿浮动，又称"牙齿动摇"。手阳明之脉入下齿，足阳明之脉入上齿。齿为骨之余，寄龈❶以为养，所以齿动与手足阳明之脉和肾的关系密切。牙齿浮动又以老年人中多见。

阳明热盛会使人出现牙齿浮动的现象，伴有牙龈红肿，或牙龈宣露，口臭，便秘，脉滑数，舌质红，苔黄、白腻、偏干。这大多是由于饮酒过度或嗜食辛辣所致。牙龈为阳明络脉所系。若肠胃积热，上蒸于口，腐其牙龈，则齿失所固而动摇。《寿世保元》中说："土热则齿摇。"治疗时宜清胃固齿。药方选清胃散或甘露饮。

肾阴虚会使人出现牙齿浮动，继而牙龈宣露的症状，伴有腰酸，头晕，耳鸣❷，脱发，脉细数，舌体瘦薄，舌质嫩红，苔薄或少苔的现象。此证多见于青壮年。或因房劳甚而伤肾精；或素有遗精之疾，致肾精不充，骨髓失养，则齿根动摇。治疗时应滋肾固齿。药方选六味地黄丸加骨碎补，或用滋阴清胃固齿丸。

肾气虚会使人出现牙齿浮动的现象，伴有腰酸，尿后余沥❸，甚则小便不禁；听力减退，脉沉细弱，舌淡苔白。此证多见于老年人，或劳力过度者；其肾气虚，失于固摄，故牙齿浮动。治疗时应补肾固齿。药方选还少丹。

此外，牙齿浮动与口腔卫生也有着密切关系。如果经常不漱口，不刷牙，食物残渣夹于齿缝，附于牙龈，则日久生热，腐蚀牙根，齿必摇。因此，保持口腔卫生也是防治牙齿浮动的必要措施。

从临床治疗的结果来看，牙齿浮动若在 1～2 度之间，应首先寻找病因，并治疗原发性疾病，牙齿松动的现象会即刻好转，并且牙齿会逐渐稳固。对于松动度较大、牙槽骨吸收多、松动已达根尖或分叉点以下 3 度的牙齿，以拔除为宜。

本节名词

❶ 龈

牙床上的肉，分上龈、下龈。

❷ 耳鸣

人们在没有任何外界刺激的条件下所产生的自觉耳中有鸣响声的异常声音感觉。

❸ 尿后余沥

排尿后体内仍有尿液点滴不尽的表现。

诊断流程图

症状	病因
牙齿浮动，伴有牙龈红肿	阳明热盛
牙齿浮动，牙龈宣露，伴有头晕，耳鸣，脱发	肾阴虚
牙齿浮动，伴有腰酸，尿不净	肾气虚

牙齿焦黑：填精除风

本节名词

❶ 肾热

肾受邪热所致的病症。症状为色黑、牙齿枯槁、身热如蒸。

❷ 玉女煎

出自《景岳全书》，具有清胃泻火，滋阴增液之功。由石膏、熟地黄、麦冬、知母、牛膝组成。

牙齿焦黑，《脉经》中称之为"齿焦""齿忽变黑"。《诸病源候论》中有"牙齿历蠹候""齿黄黑候""历蠹者，牙齿黯黑之谓"。《温病条辨》则把"齿焦"列为热邪深入下焦的重要标志。

清代温病学家叶天士尤重视验齿。他在《南病别鉴》中说："齿焦无垢者，死；齿焦有垢者，肾热胃劫也。"

牙齿焦黑与齿垢焦黑不同，后者是针对附于牙齿上的污垢而言，刮之可去。

下焦热盛会使人出现牙齿焦黑，热深不解，口干舌燥，手指蠕动，脉沉数的现象。这是由于热邪深入下焦，热深难解，津液干涸，齿失津润而致。对于下焦热盛引起的牙齿焦黑，治疗时应用"咸寒甘润法"，以三甲复脉汤主之。

肾热❶胃燥会使人出现牙齿焦黑，上附污垢的现象；伴有咽干，口渴，烦躁不眠，或腹满便秘，脉数，舌绛。这是由于肾热胃燥，阴液被耗，齿失滋养，则见齿黑。对于肾热胃燥引起的牙齿焦黑，治疗时应用"清胃救肾法"，以玉女煎❷主之；若有腹满便秘，可用调胃承气汤治疗。

风寒侵袭经脉会使人出现牙齿黄黑而干燥的现象，伴有齿根浮动，腰膝酸软，脱发，脉沉弱，舌质淡黯，苔薄白。此证的内因在于髓虚血亏，不能养齿，外又受到风寒入侵；内外相客，齿枯无润，故令齿黄黑。如《诸病源候论》中所说："风冷乘其经脉，则髓骨血损，不能荣润于牙齿，故令牙齿黯黑，谓之历蠹。"对于风寒侵袭经脉引起的牙齿焦黑，治疗时应用"填精除风法"。药方选地骨皮散。

牙齿焦黑，多见于温病热极伤阴期，预后不佳。《脉经》把牙齿焦黑列为死候之一，如"患者目无精光，及牙齿黑色者，不治。"但只要谨守病机，积极治疗，或可冀有幸生者。

诊断流程图

症状	病因
牙齿焦黑，口干舌燥，手指蠕动	下焦热盛
牙齿焦黑，伴咽干，口渴，烦躁不眠	肾热胃燥
牙齿黄黑，干燥，伴齿根浮动，腰膝酸软	风寒客经

本节名词

❶ 实火

一指阳热亢盛之"火邪";一指由邪火炽盛引起的实热证。

❷ 虚火

也叫做"上火"。一般是指因阴虚而导致"火升"的病理现象。

❸ 肾阴

肾之阴气,与"肾阳"相对而言,是肾之宁静、滋润、濡养和成形的一面,可制约过亢的阳热。

牙龈出血:体内有火

牙龈出血,指牙缝或牙龈渗出血液。这一症状在《黄帝内经》中属"血溢""衄血"的范畴;《金匮要略》中则将其归入"吐衄"专篇;《诸病源候论》中设有"齿间血出候";至明代《景岳全书》始有"齿衄"证名。

足阳明胃经行于上齿,手阳明大肠经行于下齿;又肾主骨,齿为骨之余,所以本证与胃、大肠及肾的关系密切。但以胃的病变最为常见。

胃肠中有**实火❶**会使人的牙龈出血如涌,血色鲜红,兼有牙龈红肿、疼痛;口气臭秽,口渴,喜热饮,便秘;脉洪数有力,舌质红赤,苔黄腻。这是由于过食辛辣之物,胃肠积热,热从火化,上烁于齿,损伤血络而致,为实热证。治疗时应清胃泻火。药方选清胃散或通脾泻胃汤。

胃中**虚火❷**会使人的牙龈出血,血色淡红,兼有牙龈腐烂,但肿痛不甚;口干欲饮,脉滑数无力,舌质光红,少津,苔薄且干。多是因为胃阴素虚,虚火浮动,上行于牙龈,灼伤胃络而导致。治疗时应养胃阴,清胃火,药方选甘露饮加蒲黄,以止血;若虚火炽盛,血色较红,可用玉女煎引胃火下行,兼滋其阴。

肾虚火旺会使人的牙龈出血,血色淡红,齿摇不坚,或微痛;兼有头晕,耳鸣,腰膝酸软,脉细数,舌质嫩红,少苔的现象。此证多见于**肾阴❸**素亏,或病后肾阴不足者。牙为骨之余而属肾,肾阴虚不能制火,阴火上腾,致阴血随火浮越而引起牙龈出血。治疗时应滋肾阴,降虚火。药方选知柏地黄丸加牛膝、骨碎补。

值得注意的是,各种血液系统的疾病也可让人出现牙龈出血的症状。常表现为牙龈出血或拔牙后出血不止,用一般的止血方法不易止住。遇到这种情况,一定要详细检查,找出出血的原因,对症下药。

诊断流程图

症状	病因
牙龈出血多,血色鲜红,伴有口臭	胃肠实火
血色淡红,兼有牙龈腐烂	胃中虚火
牙龈出血,血色淡红,牙齿松动	肾虚火旺

❶ 硬结

肌肉变得坚硬，结成硬的块状。

❷ 麻疹

初期发热、咳嗽、流涕、眼结膜充血、畏光，2～3天后口腔颊黏膜变粗糙，有细小白点。

❸ 疟

一种会按时发冷、发热的急性传染病。

牙龈溃烂：胃热太盛

牙龈溃烂，是指牙床周围的组织因破溃、糜烂而疼痛。本证在《诸病源候论》中被称为"齿漏"，其后，历代医书统称其为"牙疳"。它又分为"走马牙疳""风热牙疳""青腿牙疳"等。

走马牙疳表现为牙龈边缘或颊部的硬结❶发红，一两天内就出现腐烂现象；呈灰白色，随即变成黑色，流出紫色血水，气味恶臭，腐烂部不痛不痒；舌质红，舌苔黄腻，脉象数。走马牙疳多因麻疹❷、痘疹、痧毒、伤寒、疟❸、痢疾等病的余毒未清，内热炽盛，伤及牙龈引起，比较严重。治疗时以解毒、清热为主，常用解毒消疳汤内服。正气虚者，加服人参、黄芪；脾虚者，加服人参茯苓粥；热久津伤者，可服甘露饮，患处擦以人中白散。

风热牙疳表现为初起时牙龈红肿疼痛，发热较速，易损伤出血；时流黏稠唾液；颌下有硬块，按之疼痛；间有恶心呕吐，便秘；舌质红，舌苔薄黄，脉象浮数。多因平素胃腑积热，又外感风热之邪，邪毒侵袭牙龈，伤及肌膜所致。治疗时用"疏风清热解毒法"，常用清胃汤。日久不愈，可加人参、玄参；兼湿重者，加茵陈、生薏苡仁。

青腿牙疳表现为牙龈肿胀，溃烂，出脓血，甚者可穿腮破唇；兼两腿疼痛，有肿块；形如云片，色似青黑茄子；肌肉僵硬，行动不便。青腿牙疳的出现与地区、生活、饮食有关，是由于时常坐卧寒冷湿地，寒湿之气滞于经脉，加之少食新鲜蔬菜、水果，过食肥腻腥膻，导致肥腻腥膻之物郁滞胃肠而为火热，口腔上炎所致。治疗时用祛寒行湿、清火解毒法。常以活络流气饮加蒲公英、马齿苋。

如果牙龈经常出现溃烂现象，需观察牙龈的颜色。如果牙龈的颜色深红发紫，说明有炎症反应。牙龈炎或牙周炎都会导致牙龈的营养缺乏，免疫力缺失，从而出现牙根外露、牙龈溃烂的症状。

诊断流程图

症状	病因
牙龈边缘或颊部迅速腐烂，气味恶臭	患其他病时余毒未消，伤及牙龈
牙龈红肿疼痛，牙龈边缘迅速糜烂	胃腑有热，又感风热
牙龈肿胀，溃烂，出脓血，两腿疼痛	生活环境潮湿所致

牙龈萎缩：气血亏损

牙龈萎缩是就牙龈肉日渐萎缩而言。这一症状在历代医书中散见于牙龈宣露、牙齿动摇、齿衄、齿挺等病的论述中。龈萎症在临床上很少单独出现，常与牙根宣露、牙齿松动、牙龈溃烂以及牙龈出血等并见。

牙龈萎缩又叫牙周萎缩。牙龈附在牙齿和牙槽骨上，起保护和支撑牙齿的作用。牙龈萎缩后会使牙根暴露，让牙齿对冷、热特别敏感。

胃火❶上蒸会让人出现牙龈萎缩，牙龈肉萎缩溃烂，牙根宣露的现象；伴有口臭，口渴，喜凉饮，大便秘结，脉滑数，舌质红，苔黄厚。

肾阴亏损会使人出现牙龈萎缩，溃烂，边缘微红肿，牙根宣露的现象；伴牙齿松动，头晕，耳鸣，腰酸，手足心热，脉细数，舌红，苔少。

两者均为不同程度的"邪火"熏灼牙龈所致。因为上下牙龈分属阳明胃经与大肠经，若过食膏粱肥甘，胃肠积热；或嗜酒食辛，热灼胃腑，均可使热邪循经上损牙龈；牙龈失荣，则牙龈肉萎缩而牙根宣露。又因为齿为骨之余，而肾主骨，若房劳过度，耗伤**肾精❷**，精血不能上溉于齿，兼以**虚火上炎❸**，亦可致使牙龈萎缩而牙根外露。两者相比，胃火上蒸为实证，肾阴亏损为虚证。前者治疗时应清胃泻火。药方选择清胃散。后者治疗时应滋阴降火。药方选知柏地黄丸。

气血双亏会使人出现牙龈萎缩，颜色淡白，牙齿松动的现象；伴牙龈出血，头昏目花，失眠多梦，脉沉细，舌质淡，苔薄白。此证多见于虚损之人。由于气血不足，牙龈失去濡养，兼以虚邪客于齿间而致。与上述两者的区别在于：牙龈萎缩伴牙龈肉色白，与上述二证的牙龈红肿有明显不同。治疗时应补气益血。药方选八珍汤。

诊断流程图

症状	病因
牙龈萎缩、溃烂，伴有口臭、口渴	胃火上蒸
牙龈萎缩、溃烂，伴有牙齿松动，头晕，耳鸣	肾阴亏损
牙龈萎缩，牙齿松动，伴牙龈出血	气血双亏

咬牙：体内有蛔虫

咬牙，是指人体口腔中的上下牙齿相互磨切，咯咯有声的现象。这一症状在古典医籍中有不同的名称。《金匮要略》《诸病源候论》中称其为"齘齿"；唐宋以来，又有"齿齘""咬牙""嘎齿"等名。

心胃中有火热会使人常于睡中咬牙，口渴，思冷饮，消谷善饥，呕吐嘈杂或食入即吐，口臭，舌苔黄而少津，脉滑数❶。此乃心胃中有火热所致。治疗时应清泻胃火。常用药方为清胃散。

因体内有蛔虫而出现的咬牙，多见于小儿，常于夜间发作。夜间磨牙会使孩子的牙齿过多地磨损，另外还会使其颞下颌关节的功能出现紊乱，甚至对其容貌也会产生不利的影响。患者常表现为睡中咬牙，贪食，有嗜异❷怪癖，面黄肌瘦，舌质淡红，舌苔白，脉弦滑。这是因为其体内有蛔虫扰动所致。治疗时应以驱虫为主，佐以"健脾化湿法"。常用追虫丸、使君子散或乌梅丸。

气血虚弱会使人出现咬牙，声音低微，面色白，唇舌爪甲色淡无华，头目眩晕，倦怠乏力，少气懒言，舌体胖，舌质淡，舌苔薄白或白，脉细弱或虚大的现象。这是因气血虚弱，筋脉失于滋养而致。治疗时应用"益气养血法"。药方用八珍汤加减。

虚风内动❸会使人咬牙连声，或手足颤抖；面色憔悴，两颧嫩红；或盗汗；或咽干口燥；舌质红，舌苔极少或无苔；脉沉细。因体内虚风内动引起的咬牙，不管是出现在杂病中还是出现在温病中，都是阴精耗伤、水不涵木❹所致。治疗时应用柔肝滋肾、育阴潜阳、息风止痉法。药方选镇肝息风汤或大定风珠。

长期咬牙可能会引发一系列的并发症，导致睡眠质量下降，记忆力减退，引发口腔异味，损伤听力和味觉，所以要特别重视。

本节名词

❶ 脉滑数

往来流利，应指圆滑，如珠走盘的脉象。

❷ 嗜异

患者通常喜食异物。

❸ 虚风内动

阴虚、血虚内生的风证。

❹ 水不涵木

肾主水，肝属木。根据五行的生克制约关系，水不涵木，即因肾阴虚，不能滋养肝木，从而出现肝阴不足、虚风内动的病症。

诊断流程图

症状	病因
在睡眠中咬牙，口渴时喜欢喝凉饮料	心胃火热
在睡眠中咬牙，有嗜异怪癖，面黄肌瘦	身体里有蛔虫
声音低微，面色白，倦怠乏力	气血虚弱
咬牙声不断，或手足颤抖，面色憔悴	虚风内动

舌部异常与疾病判断

舌上出现裂纹，其形状有横形、纵形、人字形、川字形、井字形等，均称为"舌裂"。唐朝孙思邈称之为"舌破"。《千金方·心脏脉论》中说："脏实……肉热口开舌破。"

本节名词

❶ 阴虚

阴分不足，津血亏损，滋润、荣养不够的病理变化；因"阴"不制"阳"，也可出现"阳"相对亢盛的虚性机能亢奋的病理变化。

❷ 极期

疾病的症状最为明显的时期。

❸ 急下存阴

也称"急下存津法"。指在热病过程中，由于津液日夜耗损，急需用泻下药通大便，泻去实热，以保存津液的方法。

舌头开裂：热气太盛

舌裂在口腔科被称为"裂纹舌"。它的特征是在舌背上形成了深沟，沟的排列方向有的像叶脉，有的像脑纹，于是有"叶脉舌"与"脑纹舌"之称。一般无自觉症状，遇刺激性食物有轻度不适或刺痛。舌裂患者之所以苦恼，是由于舌裂不易清洁，从而易导致感染和不适。

从临床的观察来看，舌裂一般都主热证，但从舌苔之有无，以及苔色之不同来看，主病的差异很大。

阴虚❶液涸会引起舌头出现裂纹，无苔，舌质红绛，少津，消瘦，五心烦热，或见出血、发斑，脉细数。此证多发生于病之**极期❷**，常见于温热病后期，因邪热久羁，热毒燔盛，灼烁津液，阴液大伤；或因某些慢性病久延失治，脏腑亏损，伤阴耗液；或因素体阴虚，误食温燥之物，伤阴所致。药方选增液汤，可滋阴清热；如伴有出血、发斑之症，可与犀角地黄汤合用。

阳明经脉实热也会引起人的舌头出现裂纹，舌苔黄糙，身热出汗，恶热，烦躁，口渴引饮，大便秘结，腹满，坚硬，拒按，甚则谵语，循衣摸床，脉洪大且跳动迅速或沉实。该证常见于外感热病过程中邪热炽盛的高峰阶段。病机为邪热内传阳明，搏结于胃肠，化燥成实，消烁津液而致舌裂。治疗时应**急下存阴❸**，釜底抽薪。药方选大承气汤。

此外，还需要注意的是，健康之人也会偶尔有舌裂，或与生俱来，或为时已久，但其人一切如常，不可视为病态。这种舌裂的特点是舌质呈健康的肉红色，不胖不瘦，不老不嫩；舌苔薄白、荣润，口中津液如常，其人毫无所苦，亦无其他不适感。

诊断流程图

症状	病因
舌上有裂纹，舌红，少津，身体消瘦	阴虚液涸
舌上有裂纹，舌苔黄糙，恶热，烦躁	阳明实热

本节名词

❶ 气分

温热病邪由卫入里，邪热亢盛，正邪交争剧烈的病理阶段。

❷ 阳虚

人体内的阳气不足，功能减退或衰弱，代谢活动减退；人体的反应性低下，阳热不足的病理变化。

舌头干燥：阳气太盛

舌上有苔，苔面缺乏津液，舌质干燥；或舌光无苔，望之枯涸，扪之燥涩，被称为"舌头干燥"。此证应与"舌上无苔"加以区别。舌头干燥常伴口渴，并称为"口干舌燥"。

阳盛灼津会引起舌头干燥，苔黄且燥或焦燥起刺，口渴，喜冷饮，汗多，便秘，溲黄，脉洪数。其多由外感热病，邪热炽盛，灼烁津液而致。治疗时的重点是清热、祛邪、保津。选方时须根据邪热所犯部位而定。如邪热壅肺者，用麻杏石甘汤加芦根、全瓜蒌、鱼腥草等；热在气分❶者，用白虎加人参汤；热结胃肠者，用承气汤类；热在肝胆者，用龙胆泻肝汤；热在营血者，用清营汤、犀角地黄汤。

阴虚液亏会引起人的舌头干燥，质红绛，少苔或无苔，身热不甚，面潮红，手足心热，口干欲饮，尿短赤，神色萎靡，脉细数。这是由于热病后期邪热久羁，阴液亏耗所致；或五志过极，化火伤阴；或嗜辛热食品，营阴暗耗等原因。治疗原则是滋阴、清热、增液。如胃津匮乏者，选益胃汤；肝肾阴虚者，用青蒿鳖甲汤、六味地黄汤加麦冬、五味子等。

体内阳虚❷导致津不上承会引起舌头干燥，苔白，口干，不欲饮，或喜热饮，面色白或青灰无华，倦怠，嗜卧，食欲不振，腹满，冷痛，四肢厥冷，尿清，便溏，脉沉迟。这是由慢性病久延失治，或经大吐、大泻、大汗，折伐阳气，使阳气虚弱，三焦气化失司，水液代谢紊乱，津不上承而致。治疗时宜温阳补气，可选四逆加人参汤；如阳虚致水湿停留者，选真武汤，以温阳利水。

对于糖尿病患者或老年人中因津液分泌减退而感到口干者，尤其是在夜间，可将枸杞子洗净，备用，需要时取一粒置于舌上，几秒钟后，舌根处即会生出津液，可解除口中的干渴。

诊断流程图

症状	病因
舌苔黄燥或焦燥起刺，壮热，面赤，烦躁	阳盛灼津
舌红，少苔或无苔，面潮红，口干欲饮	阴虚液亏
舌苔白，口干不欲饮，食欲不振	阳虚，津不上承

本节名词

❶ 肝阴虚

指肝之阴液亏虚，导致筋脉、头目、爪甲失于濡养，并虚热内扰的病理变化。

❷ 颃颡

颃，音同"航"；颡，音同"嗓"。是指鼻咽部，咽的上部与鼻腔相通的部分，是人体与外界进行气体交换的必经通路。

舌头萎缩：心脾虚弱

舌形敛缩，无力自由伸缩、转动，甚至伸不过齿，被称为"舌头萎缩"，又称"痿软舌"。本证出自《灵枢·经脉篇》："肌肉软，则舌痿。"临床较为少见，多属危重难治之症。

因体内痰湿阻碍脉络会引起舌软且无力转动，言语不利，面白唇青，胸脘痞满，呕恶痰多，肢体困重，心悸眩晕，脉沉滑，舌淡红，苔白厚、滑腻的现象。这是由于肺、脾、肾三脏的功能失调，三焦气化失司，尤以脾失转输运化之功能，使津液停蓄不化，聚而生湿，凝而成痰，痰湿闭阻舌脉，则舌之经脉失养而导致。治疗时应燥湿健脾，涤痰开窍。药方选涤痰汤。

心脾两虚会引起舌软无力，面色无华，唇甲淡白，心悸怔忡，失眠健忘，饮食减少，四肢倦怠，脉细弱，舌淡嫩，苔薄白。这是因劳倦伤脾，脾失健运，气血化源不足，久则心脾气血极虚而致。舌为心窍，又为脾之外候。心脾两虚，气血不足以奉养于舌，筋脉乏气之温煦、血之濡养而发。治疗时应补养心脾。药方用归脾汤。

肝肾阴虚会引起舌枯暗而萎，口干齿燥，昏沉嗜睡，神倦耳聋，两颧红赤，脉微细欲绝，舌紫绛无苔。此症状乃是热邪久羁，劫灼肾阴；或伤精、失血之后，下焦阴精被夺；肾阴虚则肝失滋养；肝阴虚❶则下汲肾水，肾经循喉咙，挟舌本；肝经循喉咙入颃颡❷，肝肾阴虚，不能上贯经脉而致。治疗时应育阴养液。药方用加减复脉汤。

舌萎有新久、虚实之别。新病舌萎多见于急性热病的危重阶段，久病舌萎常见于内伤杂病。上述诸症中，痰湿阻络而致的舌萎属实；心脾两虚、肺热熏灼、肝肾阴虚而致的舌萎为虚。施治之法中，实证以涤痰、开窍、祛邪为主，虚证以补气养血、清肺润燥、滋补肝肾、扶正为要。

诊断流程图

症状	病因
舌软且无力，面白唇青，心悸眩晕	痰湿阻络
舌软且无力，面色无华，四肢倦怠	心脾两虚
舌枯暗而萎，口干齿燥，昏沉嗜睡	肝肾阴虚

舌头发红：体内有热

舌头的颜色比正常的淡红要深，呈鲜红或深红，这样的舌头被称为"红绛舌"，是体内有热的表现。红与绛，从严格的意义上说是两种不同的舌色，主病也有一定的区别。如《舌鉴辨正》中说："色深红者，气血热也；色赤红者，脏腑俱热也。"

舌红与舌绛一般都主热证，常见于高热症或化脓性感染症。二者仅在程度上有轻重之分。绛舌为红舌的进一步发展，二者形成的机制及临床意义类似。

阳盛❶实热会让人出现舌红绛的现象，且多见于温热病邪热亢盛的阶段，邪盛而正未衰。主要的临床表现为：舌质红绛，色泽鲜明，发热，心烦躁扰；甚则出现神昏谵语，斑疹❷隐隐，口渴饮冷，脉洪大且跳动迅速有力的现象。其成因为邪毒互侵，营热蒸腾，热灼营阴。舌质由红转绛，意味着热势逐渐严重。舌质红绛，一般被认为是热入营血的标志。治疗时应清营凉血。药方选清营汤、犀角地黄汤等。

阴虚内热会让人出现舌红绛的现象，且多见于温热病及某些慢性病的后期，正虚邪衰。主要的临床表现为：舌质红绛，色泽晦暗，潮热面赤，心悸盗汗，五心烦热，神倦，脉细且跳动迅速。其成因为邪热久羁，灼烁阴液；或因某些慢性病久延失治，阴亏液耗；或因过用汗下，误投燥热药，以致阴液受损，虚火上炎。治疗时应遵循"壮水之主，以制阳光"的原则。对于温病来说，药方选益胃汤、加减复脉汤。如果出现舌质红绛，舌面光滑如猪肝状，干瘪枯萎的现象，应抓紧用大剂补阴，否则预后大多不佳。

舌的两侧发红多为肝胆热盛的缘故，常见于高血压、甲状腺功能亢进或发热的患者。舌尖发红常因患者的工作时间过长，经常失眠，心火过亢，致使消耗过多，体内缺乏维生素或其他营养物质所致。

诊断流程图

症状	病因
舌红，色泽鲜明，发热，心烦躁扰	阳盛实热
舌红且色泽晦暗，潮热面赤，心悸盗汗	阴虚内热

舌头青色：体寒气结

对于舌头出现青色，《舌胎统志》中形容其"如水牛之舌"，是由淤阻引起的。青舌与蓝舌相似。《神验医宗舌镜》中说："五色有青无蓝，蓝浅而青深，故易蓝为青。"

《辨舌指南》中说："蓝者，绿与青碧相合。"青舌多主寒、主淤；蓝舌多主湿热、肝风，且较少见。二者的临床意义不同。

全舌青色，多为寒邪直中肝肾，阳郁不宣；舌边青色，是内有淤血的表现。青舌可见于心力衰竭、酒精中毒性肝硬化、原发性肾上腺皮质功能减退症、结节性动脉周围炎等症。值得注意的是，青舌不是某种疾病的特殊症状，许多妇科疾病和肠胃疾病也会让人出现青舌。

人体内寒气凝结、阳气郁结会引起人舌青而润滑，恶寒蜷卧，四肢厥逆，口不渴，吐利腹痛，或**下利清谷❶**，或手足指甲唇青；脉来沉迟且无力，甚或无脉的现象。多由寒邪直入于里所致。寒为阴邪，阴寒内盛，阳气郁而不宣，故气血凝滞。外感病见此，常为**寒邪❷**直中少阴、厥阴之证；或因慢性病，屡经汗下，阳气受伐，肝肾虚衰，寒从内生。舌青意味着阳气将告败绝。《神验医宗舌镜》中说："若杂病见此……真阳衰绝之候，其有可治者，或稍带微蓝，或略带蓝纹……藏气未绝。"治疗时应重剂温阳祛寒。药方选四逆汤、附子理中汤或吴茱萸汤等。

体内淤血郁结会引起舌青而干涩，口燥，漱水不欲饮，面色黧黑，口唇青紫，胸满，皮肤甲错，出血紫黑，脉迟细涩的现象；局部可出现青紫斑块，肿块积，肿胀刺痛。主要原因有三：①寒邪入侵脏腑，血得寒则凝；②因气虚或气滞，不能推动血运，停而为淤；③因外伤或其他原因出血之后，离经之血停留在体内。有淤血而见舌青，这和体表受跌扑伤而发青是同一道理。对于因体内淤血郁结而引起的舌头青色，治疗时除了要活血化淤之外，还需根据致淤原因进行标本同治。当淤血化去后，舌质的颜色即可恢复正常。

诊断流程图

症状	病因
舌青、润滑，恶寒蜷卧，四肢厥逆	寒凝阳郁
舌青、干涩，面色黧黑，口唇青紫	淤血郁结

舌头紫色：热毒内蕴

舌呈紫色，或色紫带绛，晦然不泽，或紫中带青而滑润，均被称为"舌紫"。舌紫易与舌绛、舌青相混淆。在古代的医学文献里，有认为舌紫乃舌绛的进一步发展者，也有因舌紫与舌青的主病类似而将其归为一类者。

热毒内蕴会使人的舌质紫而带绛，高热烦躁；甚或昏狂谵妄❶，斑疹紫黑；或吐血，衄血，脉洪数。这是因为热邪常发生于温热病，营热不解，热邪深入血分，热深毒盛，迫血妄行而致。

寒邪直中会使舌紫而带青，身寒战栗，四肢厥冷，腹痛吐利❷，或手、足、指甲、唇发青，脉沉迟，甚或沉伏不起。本证的形成，或因素体虚寒，复感寒邪，或因伤寒失治，误治转属。

由热毒内蕴而引起的舌紫与因寒邪直中而引起的舌紫，两症均属危重症，必须及时抢救。前者在治疗时应凉血解毒，药方选犀角地黄汤、神犀丹等；后者在治疗时应迅速使用回阳救逆法，药方选四逆汤、回阳救急汤等。

体内有淤血内积会使舌质紫而带灰，晦暗不泽；或腹内有结块，伴胀痛，疼痛以刺痛为主，痛处固定不移；面黯消瘦，肌肤甲错，脉细涩。其成因有二：①素有淤血，复又邪热内蕴，经脉淤滞；②因情志郁结，或寒湿凝聚，使脏腑失和，气血淤滞，日久淤积成块。舌紫即为淤血内积的症状。对于因体内淤血内积而引起的舌头呈紫色，治疗时以活血化淤为主。药方选膈下逐淤汤、血府逐淤汤之类。

紫舌常见于慢性支气管炎、充血性心力衰竭、肝硬化等疾病，如果舌质长期呈暗红色或紫色，要警惕癌症的发生。大多数癌症患者的舌质都呈暗红色或紫色，其中以食管癌、贲门癌中的呈现率最高，其次为白血病、肺癌等。

诊断流程图

症状	病因
舌质紫而带红，高热，烦躁	热毒内蕴
舌紫而带青，身寒，战栗，四肢厥冷	寒邪直中
舌质紫而带灰，晦暗不泽	淤血内积

舌头淡白色：气血不足

舌质色浅淡，红少白多或纯白无红者被称为"淡白舌"。舌淡白在内伤杂病❶中较为多见，外感热病后期亦有之。无论外感还是内伤疾病的患者，凡舌见淡白色者，一般多为虚证。常表示病程较长，不易迅速治愈。

淡白舌色在临床中很常见。清代傅松元的《舌胎统志》一书中将淡白舌色分成两类：一类是"较平人舌色略淡，此枯白之舌色略红润"的淡白舌；另一类是枯白舌，"连龈肩皆无血色"。

气血两虚会引起舌色淡白、尚润，舌体大小正常或略小，唇淡，面色无华，头晕，耳鸣，神疲肢软，声低息微，心悸自汗；女性月经量少且色淡或闭经，脉虚且细软。此证产生的原因很多，如先天禀赋不足、后天失于调养、疾病久延、失血过多等。其中有气虚❷不能生血，或血虚❸而后气衰，最终至气血两虚，以致不能上荣于舌，故舌色浅淡而白。为气血双亏，可见于贫血症。另外，淡白舌还常见于营养不良、慢性胃炎、内分泌腺功能不足等疾病。治疗时宜气血双补，如用十全大补汤之类，缓缓图功。

脾虚寒湿会引起舌色、淡白、湿润、多津，舌体胖嫩，舌边有齿印；神色委顿，膝冷畏寒，泄泻清稀；水谷不化，不思饮食；腹胀，肢体浮肿，按之不起；脉沉迟或沉细。这是由于脾阳亏损，脾虚化源匮乏，脏腑经络无以滋荣，反映于舌，故舌淡白无华；脾虚不能制水，水湿失于运化，浸润于舌，故见舌体肿大、胖嫩。本证中脾阳虚衰是本，寒湿潴留为标。治疗时宜以温脾助阳、祛寒逐湿为法。药方选实脾散或苓桂术甘汤加减。

若舌淡白，毫无血色，枯萎，无光泽，无舌苔，被称为"熟白舌"。此情况属危重之症，患者阳气衰微，阴精衰竭。

诊断流程图

症状	病因
舌色淡白、润泽，面色无华，头晕耳鸣	气血两虚
舌色淡白、湿润，舌体胖嫩，神色委顿	脾虚寒湿

本节名词

❶ 胃阴

胃的阴液，与"胃阳"相对而言，指胃之柔和、滋润的一面，与"胃阳"相互协调，以维持胃的正常通降及纳食化谷的功能。

❷ 噎膈

食物在吞咽过程中受阻，或食入即吐的一种疾病。

舌上无苔：肾阴不足

舌上无苔，光滑洁净，严重者如镜面，叫做"舌光"，亦被称为"镜面舌""光滑舌""光莹舌""光剥舌""光红柔嫩""舌光无苔"，提示人的病情危笃。辨证时应当注意。

舌上无苔中的轻者表示人体的营养不良，缺乏维生素 B_{12} 或铁；重者表示体液亏乏，病情危笃。

胃阴❶干涸会引起舌红而光，舌面乏津，舌心尤甚；烦渴不安，不思饮食，或知饥不食，干呕作恶；或见胃脘疼痛，肌肤灼热，低热；大便秘结，甚则噎膈❷，反胃；脉细数无力。

肾阴欲竭也会引起舌绛而光，舌色干枯不鲜，扪之无津，舌体瘦小，咽喉干燥，面色憔悴，头晕目眩，牙齿色如枯骨，腰膝酸软，潮热盗汗，脉沉细数。

上述两者均为阴液涸竭的虚证，病至为危重。乃因汗下太过，或久病失治，或温病邪热久羁，或过服温燥劫阴之药，或失血、伤精，使胃、肾的阴液虚竭，不能上营于舌，以致舌绛而光，干燥无津。前者在治疗时应滋养胃阴。可用益胃汤，或用炙甘草汤去姜、桂，加鲜石斛、麦冬。后者在治疗时应滋补肾阴。可选十全甘寒救补汤，或者左归饮。

气血两虚会引起舌淡白而光，常见面色㿠白或萎黄，唇甲淡白，头晕眼花，心悸失眠，疲倦乏力，少气懒言，语声低微，手足麻木，饮食不振，大便溏薄，小便清长，脉沉细无力。此症多由脾胃损伤，饮食不振，气血无以化生，病久而见气血两虚，舌质不得濡养，舌苔逐渐脱落，新苔不能续生所致。治疗时应健脾养胃、补气生血，药方选用十全甘温救补汤。

诊断流程图

症状	病因
舌红而光，舌面乏津，烦渴不安	胃阴干涸
舌绛而光，色干枯，瘦小，面色憔悴	肾阴欲竭
舌淡白而光，面色㿠白或萎黄，心悸失眠	气血两虚

本节名词

❶ **阴邪**

　　六淫病邪中的寒、湿等"邪气"。

❷ **寒湿**

　　致病则阻滞阳气的运行，血流不畅，以致出现肌肤疼痛、关节挛痹等症。

❸ **脾阳虚**

　　脾阳不足，功能减退，温煦无力，运化失职，并致虚寒内生的病理变化。

舌苔白色：内有寒气

　　舌上苔呈白色被称为"舌苔白"。《辨舌指南·白苔类诊法》中说："舌地淡红，舌苔微白……干湿得中，不滑不燥，斯为无病之苔……"即正常人舌质淡红，舌苔微白，与病理性的白苔不同，应注意区分。

　　舌苔白、舌质偏白的人多伴有形寒肢冷，手足不温的情形，为阳气不足导致的虚寒体质。

　　风寒侵入人体的皮表会引起舌苔白，主要表现为恶寒或恶风，头项强痛，发热，无汗，身痛，脉浮紧。风寒之邪外袭肌表，由皮毛而入，邪犯足太阳膀胱经，寒为**阴邪**❶，易伤阳气，所以《辨舌指南》中称："舌无苔而润，或微白薄者，风寒也，外证必恶寒、发热。"治疗时应辛温解表。药方选麻黄汤。

　　寒湿侵袭人体的皮表会引起舌苔白滑，恶寒发热，无汗，头痛，头重，腰脊重痛，肢体酸楚疼痛，或一身尽痛，不能转侧，脉紧。这是由于冒寒晓行，或远行汗出，淋受凉雨，**寒湿**❷外受，邪客肌表所致。治疗时应散寒除湿。药方用羌活胜湿汤。

　　脾阳虚❸衰会引起人体的舌苔洁白，光亮少津，其形有如片片雪花散布舌上，其色比一般的白苔更白，并见面色少华，腹中冷痛，喜温，喜按，腹满时减，食欲不振，便溏，溲清，形寒肢凉，身倦乏力，气短懒言，脉迟或缓而无力。这是久病导致的脾阳亏损；或屡经吐下，中气大伤；或饮冷中寒，脾阳逐渐衰败，内寒凝滞中焦，既不能运化水湿，又无以输布津液，以致舌苔白净，津少光亮，形似雪花。治疗时应温中健脾，甘温扶阳。药方用附子理中汤加减。胃痛者可用干姜（或良姜）、荜茇煎水喝，它们具有温胃散寒的作用。老年人因阳虚而导致的大便干，可用肉苁蓉、附子、干姜、葱白煎水喝。

诊断流程图

症状	病因
舌苔薄白，恶寒或恶风，头项强痛	风寒入表
舌苔白滑，恶寒，发热，无汗，头痛，头重	寒湿袭表
舌苔洁白，光亮少津，其形有如片片雪花布散舌上	脾阳虚衰

❶ 染苔

因被食物或药物的颜色所染，于是出现了虚假苔色的舌象。

❷ 实热

一指"邪气"盛实之发热；二指因热病而出现的发狂等精神病症。

❸ 日晡潮热

每日下午3时至5时左右人体的体温升高，或热势加重的表现。

舌苔黄色：内有湿热

舌上苔呈黄色被称为"舌苔黄"，或称"舌胎黄""黄胎"。早在《黄帝内经》中已有"舌上黄"的记载。临床诊察黄苔时，应分清苔质的厚、薄、润、燥、腐、腻等情况。

临床诊治时除需分清苔质的情况外，还需辨别**染苔❶**和其他假象，如饮食或季节气候的影响。夏季时的舌苔可见薄而淡黄，素嗜酒的人的舌苔多黄浊，吸烟多的人的舌苔每见黄垢中微有黑晕，均应与病理性黄苔进行区分。在舌上常有一层厚厚的黄苔，多半是表示体内有浅表性胃炎或胃溃疡。黄色的深浅与炎症的轻重成正比。

胃热炽盛会引起人的舌苔黄，身大热，但恶热不恶寒；汗大出，面赤，心烦，渴饮不止；脉洪大。此证因伤于寒邪，化热入里，或温病邪热入于气分，造成阳明胃热炽盛所致。治疗时应清热生津。药方用白虎汤。

胃肠**实热❷**会引起舌苔深黄；舌苔厚而干燥，甚或老黄，焦裂，起芒刺；面赤身热，**日晡潮热❸**，口渴，汗出连绵；大便秘结，腹满，疼痛，不得按；烦躁，谵语；甚则神志不清，循衣摸床，脉沉有力或滑实。这是由于阳明在经之热邪未解，传入胃腑，与肠中燥屎相搏，结于胃肠，故见舌苔深黄，厚而干燥，甚或老黄，焦裂，起芒刺。治疗时应泻下实热。药方选承气汤类。

脾胃湿热壅滞会引起人的舌苔发黄而且垢浊，舌质红，自觉身热，心烦，口渴，不欲饮，脘腹胀满，不思饮食，恶心呕吐，大便垢腻，恶臭，脉滑数。这是由于感受湿邪，久郁入里化热；或素嗜辛热厚味之食，助湿积热；或胃中有宿食积滞，湿热秽浊之邪与胃中陈腐宿垢相结，上泛于舌所致。治疗时应清热化湿、辟浊消积。药方选枳实导滞丸或泻心汤等。

诊断流程图

症状	病因
舌苔黄，身体很热，汗多，面赤，心烦	胃热炽盛致舌苔黄
舌苔深黄，厚而干燥	胃肠实热致舌苔黄
舌苔黄而垢浊，舌质红，身热，心烦	脾胃湿热壅滞致舌苔黄

本节名词

❶ 泄泻

　　亦称"腹泻"，是指排便次数增多，粪便稀薄，或泻出如水样物质的现象。

❷ 湿热

　　高温酷热后，接连阴雨绵绵，人体极易感受外来湿邪的侵袭，出现浑身无力、舌苔浊腻、脾胃不和、食欲下降、心烦焦躁、头身困重、口渴恶心等现象，中医称其为"夏日伤寒"或湿热病。

❸ 脾失健运

　　脾的运化功能失常的病理变化。

舌苔灰黑：病情危急

　　舌上的苔色呈现灰中带黑者被称为"舌苔灰黑"，或称"舌胎灰黑"。舌苔灰黑者，病情一般较重，临床需根据人体舌面的润燥程度及全身的症状进行辨别。苔色呈浅黑时即为灰，苔色呈深灰时即为渐黑；苔灰主病略轻，苔黑主病较重。

　　舌苔呈灰色，是先天体弱再兼热性病，或久病兼消化不良症的征象。舌苔色黑，临床常见于患有肺癌、胃癌、食管癌及经常使用化疗和放疗的患者；尿毒症、恶性肿瘤等病情恶化时也会出现黑苔，它是病情危急的征象。

　　脾阳虚衰会引起人的舌苔灰黑而薄润，面色萎黄，饮食减少，腹中冷痛，腹满，口不渴，喜热饮，大便稀溏或泄泻❶，完谷不化，四肢不温，脉沉迟。此证多由脾气久虚，气损及阳；或寒邪直中，或因误治，或因贪食生冷，损伤脾阳，中阳不振，阴寒内盛所致。治疗时应温中散寒。药方用附子理中汤。

　　痰饮内阻会引起人的舌苔灰黑、水滑，或灰黑而腻，头晕目眩，胸腹胀满，脘部有振水音，口渴，不欲饮，肠鸣，便溏，或形体素盛而今瘦，倦怠困乏，脉弦滑的现象。此乃因脾阳不振，津液不能正常输布和运行，遂聚而生湿，停而为饮，凝而为痰，寒饮痰湿停滞胃肠，寒湿壅盛所致。对于痰饮内阻引起的舌苔灰黑，治疗时应温阳化饮。药方选苓桂术甘汤等。

　　湿热❷内蕴会引起人的舌苔灰黑，厚腻而黏，自觉身热，午后则热象明显，寒热起伏，口苦，唇燥，面色淡黄或晦滞，胸脘痞闷，腹胀，小便短黄，脉沉滑的现象。多因脾失健运❸，水湿内停，久郁化热，湿热蕴蒸，秽浊壅滞中焦所致。对于湿热内蕴引起的舌苔灰黑，治疗时应辛开芳化，化湿清热。药方用三仁汤或黄连温胆汤。

诊断流程图

症状	病因
舌苔灰黑而薄润，面色萎黄，饮食减少	脾阳虚衰
舌苔灰黑、水滑，头晕目眩，口渴，不欲饮	痰饮内阻
舌苔灰黑，厚腻而黏，自觉身热	湿热内蕴

本节名词

❶ 食臭

嗝气中有酸臭味，多因宿食不消所致。

❷ 肠鸣

肠蠕动、亢进而咕咕有声的表现。

❸ 消食导滞

用具有消除食滞作用的药物来恢复脾胃运化功能的治法，又称消食化滞或消导法。适用于消化不良、食积内停之症。

舌苔腐烂：胃功能失调

舌苔腐烂，是指舌苔如豆腐渣样，苔质疏松而厚，揩之即去，但旋即又生。舌苔腐烂与舌腻有别。舌腻多在舌的中根部较厚，边尖部较薄，颗粒细小，致密，紧贴舌面，不易被刮去。两者的病因、病机不同，所以临床应加以区别。

痰浊上逆会令人舌苔腐烂，舌苔质地疏松，浮于舌面，形如豆腐渣样而厚腐；伴恶心口苦，咳吐黄痰，脘闷纳差，脉弦滑而数。

宿食积滞会令人舌苔腐烂，舌苔质地疏松，浮于舌面，厚腐而臭；伴干噫食臭❶，嗳腐吞酸，脘闷，腹胀肠鸣❷，纳差便溏，脉细滑而数。

由胃热痰浊上逆引起的舌苔腐烂与由宿食积滞引起的舌苔腐烂，两者都是因胃失和降，胃浊上泛所致。但前者以痰浊为主，后者以食积为主。两者的区别在于：由胃热痰浊引起的舌苔腐烂，形如豆腐渣样且厚腐；伴有恶心，泛吐黄痰，脘闷口苦，口黏纳呆等症；由宿食积滞引起的舌苔腐烂，厚腐而臭，伴有干噫食臭，嗳腐吞酸，腹胀肠鸣等症。

舌苔腐烂多为脾胃热盛，蒸腾胃浊，邪气上逆而成。因胃为水谷之海，以通降为顺；若胃失和降，胃中水谷不能化为精微，反生痰浊；或食停气滞，阳旺之躯，邪从热化而生腐苔，多属实证。个别患者因气虚不能运化，可表现为虚中夹实。治疗时应降逆和胃，不可纯用温燥之方，只宜于和胃降逆之中，稍佐补气之品加以调理。

对于因胃热痰浊上逆而引起的舌苔腐烂，治疗时应清热，化痰，辟浊。药方选温胆汤加味。

对于因宿食积滞而引起的舌苔腐烂，治疗时应消食导滞❸。药方选枳实导滞丸等，切不可用温燥表散诸剂。《辨舌指南》中说："犯之必变灰暗，不可不知也。"

诊断流程图

症状	病因
舌苔质地疏松，浮于舌面	痰浊上逆
舌苔质地疏松，浮于舌面，厚腐而臭	宿食积滞

本节名词

❶ 伏邪

感而不随即发
病，而伏藏于体内
的病邪，也指这一
类发病类型。

❷ 外邪

风、寒、暑、
湿、燥、火和疫疠
之气等从外侵入人
体的致病因素。

❸ 膜原

原指胸膜与膈
肌之间的部位；明
代吴有性将其用于
温病辨证，指半表
半里的位置。

舌苔白腻：肝胆功能失常

舌苔白腻，是指人的舌面罩着一层白色的浊腻苔，苔质致密，颗粒细小，不易被刮去。正常人在饮用牛奶或豆浆后会出现舌苔白腻的现象，属染苔或假苔，为正常现象。

《形色外诊简摩》中说："**伏邪**❶时邪皆由里发，即多夹湿，故初起，舌上即有白苔，且厚而不薄，腻而不滑，或粗如积粉。"说明白腻苔在"伏邪"中常见到。白腻苔与白腐苔，虽然苔质皆较厚，但两者不同。腐苔的颗粒粗大，刮之易去；腻苔的颗粒细小，累附舌面，不易被揩去。以此为辨。

外感寒湿会使人出现舌苔薄且白腻，恶寒，发热，头痛、头胀如裹，身重，疼痛，无汗，脉浮紧的现象。这是由于人体汗出受寒，或浴后当风，或涉水淋雨，或晓露夜行，感受寒湿之邪后，卫阳受遏，寒令色白，湿主腻苔，其寒湿在表而致。《通俗伤寒论·六经舌胎》："然必白浮滑薄，其胎刮去即还者，太阳经表受寒邪也。"治疗时宜温散寒湿。药方选羌活胜湿汤。

湿气内阻会使人出现舌苔白，厚腻而干，或厚如积粉，舌质红，发热，恶寒，身痛出汗，手足沉重，呕逆胀满的现象。这是由于感受湿热病毒所致，或因湿浊内蕴，复感**外邪**❷而致。又或因湿热由表入里，蕴伏于**膜原**❸之间，阳气被郁，湿浊上泛而致。治疗时应化湿，辟浊。药方选达原饮或雷氏透达膜原法。

寒饮内停会使人出现舌苔白腻、水滑，舌质青紫，面色白或晦暗，眩晕，神疲，肢寒，呕恶清涎，脘腹胀满，得温则舒，口不渴，或渴不欲饮，小便少，脉沉迟的现象。此证多因脾阳不振，水饮内停所致。对于寒饮内停引起的舌苔白腻，治疗时应温阳，醒脾，行水，药方选温脾汤。对于舌苔白腻一证，历代医家多认为：主湿、主痰、主寒。

诊断流程图

症状	病因
舌苔薄，白腻，恶寒，发热，头痛，头胀	外感寒湿
舌苔白，厚腻而干，舌红，发热，恶寒	湿气内阻
舌苔白腻，水滑，舌青紫，面色白或晦暗	寒饮内停

本节名词

❶ 木郁化火

在五行当中，肝属木，"木郁"即肝郁。由于肝郁而引起肝阴亏损或素有内热而出现肝火的症状，被称为"木郁化火"。临床表现有头痛、眩晕、面赤、呕血、咯血，甚或发狂等。

❷ 正气

人体正常的功能活动的统称，即人体的正常功能及所产生的各种维护健康的能力，包括自我调节的能力、适应环境的能力、抗邪防病的能力和康复自愈的能力等。

舌苔黄腻：湿气内阻

舌苔黄腻，是指舌面有一层黄色的浊腻苔，其苔中心稍厚，边缘较薄，归属腻苔类。黄腻苔在古代医籍中的记载较少。《金匮要略》中虽有"黄苔"，但未明言"黄腻"。后世温病学说兴起，对黄腻苔的认识渐趋深刻。而对此论述比较详细的，以《辨舌指南》为最。

舌苔黄腻在中医诊断中被称为"黄腻苔"，由邪热与痰涎湿浊交结而形成。苔黄为热，苔腻为湿，为痰，为食滞。黄腻苔主湿热积滞，痰饮化热或食滞化热等症。临床多见于急慢性胃肠炎、胆囊炎、尿毒症等患者的舌象。

痰热蕴肺会使人舌苔黄腻，咳嗽，喉中痰鸣，咳黄稠痰或痰中带血，胸膈满闷；甚者呼吸迫促，倚息，不得卧，脉滑数，右寸实大。这是由外邪犯肺，郁而化热，热灼肺津，炼液成痰，痰与热搏，蕴于肺络或胸膈，上蒸于舌而致。或素有痰浊，蕴而化热，亦可见黄腻苔。治疗时应清肺化痰。药方用清金化痰汤加减。

肝胆湿热会使人的舌苔黄且黏腻，头身困重，胸胁满闷，腹胀，纳呆厌油，口苦；甚则面目及皮肤发黄，鲜如橘子色，溲赤，便秘，脉滑数或濡数。大多为嗜食肥甘厚味，水谷不得消化，聚湿生热；或情志怫郁，**木郁化火❶**，影响肝胆疏泄功能而致。治疗时应祛湿化浊。药方选茵陈五苓散加减。

大肠湿热会使人的舌苔黄腻，腹痛下利，里急后重，大便脓血，肛门灼热，小便短赤，脉弦滑而数。此乃由于暴饮暴食，伤及脾胃，导致湿滞不运，蕴久化热；或夏秋之际，因过食生冷不洁之物，损伤脾胃，**正气❷**不支；又受暑湿之邪，内外相搏，湿热下注于大肠，大肠传导失司，秽浊之气熏蒸于上而发。治疗时应清热利湿、调畅气机。药方用白头翁汤或木香槟榔丸。

诊断流程图

症状	病因
舌苔黄腻，咳黄稠痰或痰中带血	痰热蕴肺
舌苔黄、黏腻，头重身困，口中发苦	肝胆湿热
舌苔黄腻，大便脓血，小便短赤	大肠湿热

第三章

观手诊病的方法

手是人体全身的脏腑器官的完整缩影，所以人体中组织器官的病变均可在手的某些部位上体现。《灵枢》中有"诊鱼际纹路之法"及"爪甲诊病法"；唐代王超在《水镜图诀》中介绍过"小儿指纹诊病法"。此外，手部还有大片的病理反射区，是神经的聚集点。一只手的正反面有70多个病理反射区和治疗穴位。临床实践证明，对这些穴区进行刺激可治疗近百种疾病。本章主要从手掌的外形、五指、指甲、掌纹四个方面介绍应用手诊的相关知识，有助于读者全方位地了解手诊，为疾病自疗打下基础。

观手的外形诊病

手型，就是指手掌的外形特征。临床上通过对手型的望诊观察，可以对某些病症做出诊断。常见的手型有原始型、四方型、竹节型、圆锥型、汤匙型、鼓槌型和柔弱型。

本节名词

❶ 三豹纹

手指伸直时，指背关节处所显出的皱纹。

❷ 痹

中医指由风、寒、湿等引起的肢体疼痛或者麻木的病症。

❸ 衰老症

就是指未老先衰的症状。

手掌类型与病症诊断

原始型手，手掌肥厚，手指短且弯曲，指关节厚硬、粗糙，掌面坚硬，尤其是掌根部特别粗厚。掌纹简单、粗犷。指背的三豹纹❶深而杂乱，手背上青筋浮露，皮肤的颜色较深。该手型提示人的体质较好，一般因生病而出现的病情也较轻微，但有该类手型的人性格急躁，易精神紧张，应注意预防高血压和呼吸系统疾病。

四方型手，手掌方正、平直，指甲短且方，拇指刚直，筋骨厚而坚实，且有弹性，手腕接近四方形，三豹纹较平淡。该手型提示人的体力较好，精力充沛，且全身发育良好，但成年后易得心脑血管疾病。

竹节型手，外形修长，手指瘦削，指节突出，指端介于方形和尖形之间，指甲较长，拇指长而大。三豹纹明显，肤色较深，手背的筋肉和血管隆起。该手型提示人易因用脑过度而致体力较差，呼吸、泌尿、生殖等系统的功能均较为薄弱。

圆锥型手，手掌纤细柔软，掌上部狭窄，指根较粗，指尖呈圆锥状，指甲较长。三豹纹较淡，肤色白，青筋隐而不显。该手型提示人的脾胃功能较差，易得消化系统的疾病；中晚年时，易得风湿痹❷痛等病。

汤匙型手，手腕、指根处粗壮，指尖也不似其他类型的手那样由粗变细，反而粗大如汤匙一般，指甲圆厚且大而坚硬，筋骨结实有力。该手型提示人的身体健康状况良好，但若嗜烟酒且不加以节制，到了一定年龄易得衰老症❸；若见手背青筋粗浮，则表示易得高血压、糖尿病等。

鼓槌型手，指尖粗大，指根相对小，手掌相对薄弱。该手型提示人先天性心脏病以及心脏病引起的循环系统病症和肺结核病到了晚期。

柔弱型手，其指、掌薄而略带弯曲，手指柔弱无力，指端较尖，肤色较白，青筋显露明显。该类手型提示人的健康状况较差，泌尿、生殖系统的功能薄弱，易得神经衰弱等症。

原始型手

手掌肥厚，指短而弯曲，指节厚硬、粗糙，掌纹简单、粗犷。该手型提示人的体质较好，但易得高血压和呼吸系统的疾病。

四方型手

手掌平直、方正，指甲短，呈方形，手背的三豹纹较淡。该手型提示人的体力较好，但成年后易得心脑血管疾病。

竹节型手

外形修长，指关节突出，手指瘦削，指甲较长，肤色较深，手背上的筋肉和血管隆起。该手型提示人的呼吸、泌尿、生殖等系统的功能较为薄弱。

圆锥型手

手型纤细，手掌柔软，指根较粗，尖端呈圆锥状，指甲较长。该手型提示人的脾胃功能较差，易得消化系统疾病；中晚年时，易得风湿痹痛等病。

汤匙型手

手腕、指根处粗壮，指尖粗大，如汤匙一般，指甲圆厚且大而坚硬。该手型提示人的身体健康状况良好，但若见手背上青筋粗浮，则表示易得高血压、糖尿病等。

鼓槌型手

因长期患病，指尖逐渐粗大，指根相对小，手掌相对薄弱。该手型提示人患有先天性心脏病以及因心脏病引起的循环系统的疾病和肺结核病到了晚期。

柔弱型手

手指柔弱无力，指、掌薄而略带弯曲，指端较尖，肤色白。该手型提示人的健康状况较差，泌尿、生殖系统的功能薄弱，易得神经衰弱。

本节名词

❶ 胡萝卜素血症

一种因血液内胡萝卜素含量过高引起的肤色黄染症，可使正常的皮肤呈现黄色，为因进食过量富含胡萝卜素的食物造成。

❷ 中性脂肪

即甘油三酯，分布在皮下、肌纤维间；以及大网膜、肠系膜和肾周围等的脂肪组织中。

❸ 雷诺病

即为"雷诺综合征"，又称"肢端动脉痉挛症"。是由于支配周围血管的交感神经功能紊乱引起的肢端小动脉痉挛性疾病。

根据手掌的色泽进行病症诊断

正常人的手掌颜色应是红黄隐隐，明润含蓄的。若掌色过深或过浅，甚至出现其他颜色，则多为异常征兆，提示身体中有不同的病变。望诊时，还需排除患者的年龄、职业和精神因素刺激等特殊情况。

手掌出现红色的病理变色

手掌出现浅红色，提示人体内有低热和脏器的功能较差；手掌出现鲜红色，一般提示人体内有正在出血的地方；手掌出现深红色，一般提示体内有炎症；手掌出现暗红色，一般提示伤口已经开始愈合；若手掌出现暗红色且偏紫的现象，则提示血液中有淤滞，血液循环欠佳。

手掌出现黄色的病理变色

手掌的局部发黄，提示对应的脏器有慢性病变。手掌和面部均见橘红色，提示患有**胡萝卜素血症❶**。掌面不见发黄，手指与手指之间的分叉处见黄色的改变，则提示人体内的胆固醇和**中性脂肪❷**偏高。掌色呈土黄色，且无光泽，是癌症的先兆。

手掌出现青色的病理变色

手掌呈暗青色，伴有掌心凹陷，提示肝郁。手掌见青绿色的改变，提示肠道功能障碍。手掌见青色的改变，提示肾病或贫血。

手掌出现白色的病理变色

手掌见白色的改变，提示营养不良、贫血、淤血、慢性潜在性出血、心脏病、高血压、低血压、**雷诺病❸**或痛风等病症。掌面见局限性的白色斑点，提示人体内有慢性疼痛性炎症；若红白斑点相间，提示炎症较严重，极有可能表示得了化脓性感染。

手掌出现黑色的病理变色

手掌见黑色的改变，一般提示体内有恶性病症。全手被一层"黑气"覆盖，提示有高脂血症。手掌出现暗褐色，提示肾病。手掌的中间部分见黑褐色的改变，提示肠胃病。

手掌的变化与病症诊断

观手形诊病除了可以观察手掌的类型和色泽变化之外,还有很多其他方面,如手掌的形态变化、静脉变化、温度变化、出汗状况等。

观察手掌的形态变化来诊病

手掌水肿,并伴有手指麻木,提示有心脏病。手掌的小鱼际部和小指边缘的肌肉下陷,皮肤无光泽,提示慢性腹泻或慢性下痢等。手掌有凸出、带尖的浅黄色斑点,中间色重,四周呈点状,应考虑有肿瘤的可能性;若斑点呈咖啡色或暗青色,且发亮,则应引起高度注意,要马上做进一步的检查,以排除恶性肿瘤的可能。

观察手掌的静脉变化来诊病

手掌见明显的青筋,甚至手关节处也可见,提示人体的肠道内有宿便积滞,大多表示人患有习惯性便秘或静脉瘤、痔疮等症。可根据青筋浮显的部位判断宿便停滞的部位。其中右手掌对应盲肠部,左手掌对应**乙状结肠❶**部;若顺延第一线分布的部位青筋浮显,提示横结肠内有宿便积滞;若右手指上青筋浮显,提示升结肠内有宿便停滞;若左手指见青筋,提示降结肠内有宿便停滞。

观察手掌的温度变化来诊病

手掌心热,提示阴虚、肝肾阴虚、血虚、骨蒸痨热;手掌背热,提示阳盛。若手掌温度较正常人温暖许多,提示有甲状腺功能亢进症、高血压、糖尿病、类风湿性关节炎、红细胞增多症或消化不良。手掌温度较正常人冰凉许多,提示有心脏功能不全、动脉阻塞、**皮肌炎❷**、雷诺病、风寒型感冒等。

观察手掌的出汗状况来诊病

手掌常出汗,若手足不见温暖,提示气虚或阳虚;若伴有手足心发热,提示血虚。手掌出汗,且发热不退,提示有内热。手掌汗出如珠,淋漓不断,且四肢厥冷,提示气虚阳脱。若一侧的手掌出汗,另一侧的手掌无汗,提示体内气血痹阻,经络不畅。

观五指诊病

手指是人体上肢的最末端，气血循环至此复回。因此通过观察人体的手指，可以诊断脏腑的盛衰、虚实和有关的病症。上节中提到手掌的几种类型，以及它们对应的不同疾病，事实上手指也有不同类型和对应的疾病。

手指形态与疾病

指尖较方，指甲呈四方形，指背纹理较淡的手指被称为"方状指"。该指形一般提示身体健康，但易患结石病、神经衰弱。

指厚而方，指尖呈汤匙状的手指被称为"汤匙状指"。该指形一般提示人体的身体健康状况良好，但易得心脑血管疾病及糖尿病等。

手指细长，指关节大，状如竹节的，是"竹状指"。该指形提示人的体质较差，呼吸系统和消化系统的功能较薄弱。

手指圆长、尖细，形如圆锥的，被称为"圆锥状指"。该指形提示人体的健康状况一般，易得胸胁部及胸腔内的相关病症和消化系统疾病等。若拇指、食指和中指呈圆锥状改变，则可能提示患有瘿瘤❶。

5根手指的形态各不相同的手指被称为"混合型指"。该指形提示人体的抵抗力较强，一般不易得病。

指根相对较细，掌部肌肉薄弱，与汤匙状指相比，指色发暗，指根偏粗的手指被称为"鼓槌状指"，也称"杵状指"。这种指形一般提示人体有先天性心脏病、血液循环系统和呼吸系统的慢性疾病以及肿瘤。伴有鼓槌状指的肿瘤一般都是恶性的，患者要引起高度注意。出现鼓槌状指的一大部分患者，起因于呼吸系统疾病，如慢性支气管炎、支气管扩张症、慢性阻塞性气肿、重症肺结核、脓胸❷以及肺部肿瘤等；还有一小部分患者是由其他病症所致，如慢性溃疡性结肠炎、胆汁性肝硬化、慢性肾炎、甲状腺功能亢进症、脑垂体❸病变导致的肢端肥大症等。也有人认为，病症不同，发生杵状指的指头也各不相同。如痛风独见于两手的拇指；肠结核、肠癌多见于拇指与食指；心脏疾病多见于拇指和中指；胃病、子宫疾病、肝癌多见于中指。

方状指

　　指尖较方,指甲呈四方形,指背的纹理淡。该指形一般提示人的身体健康,但易患结石病、神经衰弱。

汤匙状指

　　指厚而方,指尖呈汤匙状。这种指形一般提示人的身体的健康状况良好,但易得心脑血管疾病及糖尿病等。

竹状指

　　手指细长,指关节大,状如竹节。此种指形提示人的体质较差,表示人体的呼吸系统和消化系统功能较薄弱。

圆锥状指

　　手指圆长、尖细,形如圆锥。该指形提示人体的健康状况一般,易得胸胁部及胸腔内的相关病症和消化系统疾病等。若拇指、食指和中指呈圆锥状改变,则可能提示患有瘿瘤。

混合型指

　　5根手指的形态各不相同。该指形提示人体的抵抗力较强,一般不易得病。

鼓槌状指

　　指根相对较细,掌部肌肉薄弱;与汤匙状指相比较,指色发暗,指根偏粗。这种指形提示人体可能患有先天性心脏病、血液循环系统和呼吸系统的慢性疾病以及肿瘤。

❶ 近节

　　手指靠近掌心的一节。

❷ 退行性病变

　　随着年龄的增长，人体的细胞、组织、器官所发生的一种异常改变。

根据手指的异常变化诊断疾病

　　5 根手指健康的标准是：拇指圆大、强壮；食指和无名指长短一致；中指比食指、无名指长半个指节；小指长至无名指末节的横纹线处。各指的长短比例得当，指形圆润、丰满、有力；若出现比例不当或指形改变，则提示人体的脏腑可能出现病变。

根据拇指的异常变化诊断疾病

　　从拇指下端到腕间的整个鼓起的部分被称为"拇指丘"，它跟呼吸器官及胃、大肠、胰脏等脏器的功能密切相关。所以，"拇指丘"的肌肉发达者，其消化功能较好，血液循环通畅，肺活量大。

　　人的拇指以圆大、强壮，指节长度达食指近节❶与中节之间为佳。拇指特别瘦削，表示幼年时体质欠佳；拇指过分粗壮，提示肝火亢盛；拇指的指节矮短，且过于坚硬，不易弯曲，提示可能患有高血压、心脏病；拇指过于扁平、薄瘦，提示可能患有神经质症。若拇指上出现硬块，并见紫色的淤血状改变，提示可能患有呼吸系统疾病。

　　拇指指甲内侧的少商穴是肺经的出发点。经常按揉此穴，能够直接刺激人体的呼吸器官，使其强健起来，也能使胃肠脏器的血液循环更为畅通。

根据食指的异常变化诊断疾病

　　大肠经的运行经过食指，因此食指与大肠有着密切的关系。如果人体的消化功能发生异常，在食指上会有所反映。

　　食指以圆秀、挺直，以 3 个指节由下到上逐节缩短为佳。食指过分瘦削，表示人在青年时期体质欠佳，且肝功能较差，精神萎靡不振，易疲劳；食指的末节过长，提示人体的健康状况较差；食指的中节过粗，提示人体的钙质吸收不好，骨骼、牙齿易出现损坏，易得骨质疏松、骨关节退行性病变❷、牙髓炎等症；食指的近节过短，提示可能患有神经系统疾病；食指的指头偏曲，指节缝隙增大，提示人体的脾胃功能失调。若食指上出现硬块，并见紫色的淤血状改变，提示人体可能患有消化系统疾病。

　　位于食指指甲下方的商阳穴是大肠经的井穴，刺激商阳穴是促进大肠等消化器官运行的有效方法。

根据中指的异常变化诊断疾病

　　中指以圆长、健壮，3 个指节长短一致，指形刚直、无偏曲为佳。中指细小、苍白、瘦弱，提示人在壮年时期体质不佳，心血管功能不良；中指的指头偏曲，指节间有缝隙，提示人体的小肠功能薄弱；中指的中节特别长，提示人体内钙质的代谢功能欠佳，骨骼和牙齿易发生病变；中指偏短，提示人体的肺、肾中有病变；中指偏长，提示易得心脑血管疾病。若

❸ 神经衰弱

属于心理疾病的一种，是一类精神容易兴奋和脑力容易疲乏，常带有情绪烦恼和心理、生理症状的神经症性障碍。

❹ 井穴

《灵枢·九针十二原篇》中记载："所出为井"，也就是指在经脉流注方面好像水流开始的泉源一样。人体全身的十二经脉各有1个井穴，故又称"十二井穴"。

中指出现疼痛、硬块，并见紫色的淤血状改变，提示人可能患有神经系统疾病。

根据无名指的异常变化诊断疾病

无名指应圆秀、健壮，各指节的长短较为一致，指形挺直而不偏曲，长度达中指末节的一半略多。无名指苍白、瘦弱，提示人在中年时期的体质较差，肾与生殖系统的功能欠佳；无名指的指头偏曲，指节间有缝隙，提示人易患泌尿系统疾病和神经衰弱❸；无名指的中节过长，提示人体的骨骼、牙齿较脆弱。

无名指通过经络与肝胆等脏器形成了密切的关系。若无名指出现僵硬不顺，动作迟缓的现象，则提示人体的肝胆功能严重失调。肝胆是掌管体内解毒和消化任务的重要器官。肝胆的血液循环畅通，这些功能才能得以顺利地进行，才有助于人的身体健康。反之，如果肝胆的血液循环不畅，器官的功能下降，人体的健康自然会受到威胁。若肝胆的功能欠佳，可按无名指指甲下方的关冲穴。

根据小指的异常变化诊断疾病

小指应细小、明直，指节长短较为平均，长度到无名指末节的横纹线或略微超过一点。小指苍白、瘦弱，提示人在老年时期身体的健康状况较差，或患有消化系统的病症；小指偏曲，指节间缝隙较大，提示人体的肺活量较小。若小指上出现硬块，并见紫色的淤血状改变，提示人体的心脏及泌尿、生殖系统病变。

小指与人体的很多脏器有密切的关系，如膀胱、心脏、子宫、睾丸、肾脏等。这些脏器如果发生病变，小指上一般会有异常的征兆。也就是说，我们可以通过观察小指来诊断这些脏器是否正常。

如上文所述，小指发紫、发硬，就是上文提到的脏器发出的警告。这时患者就要马上接受治疗，使这些脏器恢复正常的功能。小指指甲下方的少冲穴和少泽穴分别为心经、小肠经的井穴❹，经常刺激这2个穴位可以有效调节心脏和泌尿系统的血液循环，改善这些器官与系统的功能。

小指的近节出现浊紫色的淤血状改变，提示人体小肠的血液循环不畅，进而导致小肠的消化吸收功能差，患者易患腹泻。如果淤血消失，则表示小肠的功能恢复正常。

观指甲诊病

甲诊最早见于《黄帝内经》，该书中对人体脏腑气血功能的失调及因外邪入侵所致的病理性指甲的变化有着明确的记载。指甲如同手掌和手指一样，也有不同的形态；这些不同的形态可提示人体产生的病症，对观诊有着重要的意义。

本节名词

❶ 皮带

指甲根部与指背皮肤的相连接处，薄而整齐，状如一条带子的部分。

❷ 慢性消耗性疾病

一般指各种恶性肿瘤、肺结核、慢性萎缩性胃炎、严重创伤、烧伤、系统性红斑狼疮、慢性化脓性感染、慢性失血等一类过度消耗体能物质，造成机体能量负平衡的疾病的总称。

指甲形态与人的体质的关系

长形指甲即长方形的指甲。这种指甲形态提示有这种类型的指甲的人极少会因为精神刺激而产生病变，但易得各种急慢性炎症。

方形指甲的指甲皮带❶平行，状如四方形。该种指甲提示人的体质较差。虽无明显的病症显现，但有遗传性病症存在。多数表现为心血管功能障碍，如心律不齐等症。

扇形指甲，指指甲像一把展开的纸扇。该种指甲提示人在少年时期体质较好，但若不保护好身体，在成年以后易得十二指肠溃疡、肝病、胆囊炎等。

百合形指甲的指甲较长，前后较小，类似长菱形；指甲的中间部分明显凸起，四周内曲，状如百合片。这种指甲形态多见于女性，提示有这样的指甲形态的女性经常生病，消化功能欠佳，易缺钙，易关节酸痛，易得与血液系统相关的病症。

碗形指甲指状如扇圆形，形似饭碗样的指甲。该种指甲提示有这样的指甲的人易得呼吸道、消化道的慢性疾病。

翘甲形指甲指指甲的前端翘起，前高后低，前宽后窄。这种指甲形态提示人的抵抗力低下，易患某种免疫缺损，人体长期存在某种慢性病症，尤以呼吸道炎症性病变最为多见。

大甲形指甲指指甲宽大，呈长方形，包裹整个指头，且指甲厚而坚硬。有该种指甲的人大多不注意自己的身体健康状况，耐病能力较强，但易得肿瘤和骨髓病变。

矩形指甲的指甲短而宽，呈矩形，扁平，皮带较宽，甲皮粘连、紧凑。该种指甲提示人的身体较为壮实，很少生病，但一旦生病则是急性重病。有该类指甲形态的人易得胃窦炎、十二指肠病、心脏病、各种风湿病、关节病等。

圆形指甲指指甲呈圆形。有该种指甲的人表面上健壮、结实，很少生病，实际上是对病症不敏感，一旦得病就很严重。如急性胰腺炎、溃疡性出血、心包积液、癌症等。

带白环形指甲在指甲根部有一半月形，色如白玉，边界清晰、整齐。有此类型指甲的人精神负担重，常失眠，疲劳，易得慢性消耗性疾病❷。

长形指甲

　　提示人体易得各种急慢性炎症。

方形指甲

　　提示人体的体质较差，有遗传性病症存在，多数表现为心血管功能障碍。

扇形指甲

　　提示人在成年后易得十二指肠溃疡、肝病、胆囊炎等。

百合形指甲

　　提示人体的消化功能欠佳，易缺钙，易关节酸痛，易得与血液系统相关的病症。

碗形指甲

　　提示易得呼吸道、消化道的慢性疾病。

翘甲形指甲

　　提示人体的抵抗力低下，易患某种免疫缺损，人体中长期存在某种慢性病症。

大甲形指甲

　　提示人的耐病能力较强，但易得肿瘤和骨髓病变。

矩形指甲

　　提示人易得胃窦炎、十二指肠病、心脏病、各种风湿病、关节病等。

圆形指甲

　　提示人对病症不敏感，易得急性胰腺炎、溃疡性出血、心包积液、癌症等。

带白环形指甲

　　提示人的精神负担较重，易失眠，易疲劳，易得慢性消耗性疾病。

指甲的颜色与病症诊断

手掌上各种色泽的改变可以提示身体出现的不同的病症,指甲也一样。一般来讲,指甲会呈现绯红色、黄色、蓝色、青紫色、白色、黑色等颜色上的变化。这些细微的变化都要引起注意。

绯红色指甲与对应的病症

指甲根部见绯红色的改变,而指甲的其他部位颜色较淡,提示人体的肺脾两虚,相火独旺,可见咳痰、咯血的症状。指甲尖端和中部见绯红色的改变,根部呈淡白色,提示肾虚证。男性多出现咽干、口燥、头晕目眩等症状;女性则会出现月经不调等症。

黄色指甲与对应的病症

指甲枯黄、肥厚,尤其出现在拇指内侧,提示人体患有胃、十二指肠溃疡。指甲呈鲜黄色的改变,指头亦见发黄,但未出现其他黄疸症状,为湿热郁蒸之兆。指甲见晦黄色的改变,但无其他黄疸症状,多见于久病之后脾胃两虚者,常有呕血或慢性失血的症状;也提示肝癌、胃癌、子宫癌等癌症。指甲见污黄色,提示患有湿疹。指甲出现枯棕色,提示患有银屑病。

蓝色指甲与对应的病症

指甲呈青蓝色,提示人体出现了急性病症,如霍乱、白喉、喉头水肿、大叶性肺炎、急性肠道的传染病等。指甲出现蓝色的改变,多是因血淤、心肝淤阻,或因肝经受邪所致。

青紫色指甲与对应的病症

青紫色指甲可由邪热深重,气血郁滞所致,常会让人出现口干、口渴、喜冷饮、高热、大汗淋漓等一系列的临床表现,相当于现代医学中的急性传染病,如伤寒、乙型脑炎等。一般来讲,青紫色指甲多提示人的病情较重,需要进行积极的治疗。

白色指甲与对应的病症

全甲见白,提示人患有白化病。指甲见淡白色的改变,提示人体急性失血或患有慢性贫血。指甲萎白、无光泽,提示人体内元气亏损、肝血不荣。

黑色指甲与对应的病症

黑色指甲提示人体患有艾迪生病❶、西蒙病❷,也可能是维生素B$_{12}$缺乏的缘故。指甲根部出现灰黑色的直线条,提示肝肾阴虚。

观察甲半月来诊断疾病

甲半月，又称甲白环、甲印，是指从指甲根部长出的一个半月形、色白如玉、未充分角化的甲。根据甲半月的形状、大小以及甲半月指数的多少，可对人体患有的病症做出判断。

健康人有甲半月的手指数目为 8 ～ 10 个。甲半月正常，提示人体的身体健康，尤其是血液循环的功能健全，肠道吸收良好。但还要做全面的诊断，不能只凭甲半月未变就认为身体一切正常。

出现甲半月的手指数目为 9 ～ 10 个，甲半月超过甲床长度的 1/5 或以上，表示人的身体属于热性体质。这提示人的身体素质较好，脏腑功能强盛；病理状况下则提示人体的阳气亢盛，易上火，夏季怕热，大便燥结。若甲半月超过甲床长度的 1/3，则提示人体肠道的吸收功能过强，血压偏高，有脑出血的危险。

出现甲半月的手指数目少于 8 个，甲半月的长度少于**甲床**❶长度的 1/5，表示人的体质属于寒性体质。这提示人先天的体质较差，小病不断。若仅见 1 个或 2 个手指有甲半月，则提示人的身体状况差，肠胃功能欠佳，经常腹泻，且不易痊愈；老年人常见尿频或淋漓不断，女性表现为痛经、经期腰背酸痛等。若十指都没有甲半月，提示心脏循环系统的功能低下。

处于热性体质与寒性体质之间的体质即为过渡性体质。属于过渡性体质者平时要注意保护身体。若饮食不当，起居无定时，劳力过度，会使原来健康的身体逐渐亏虚，阴阳气血失调。属于该体质者既表现出寒象，又表现出热象。如食欲较好，却不喜冷饮。**上焦**❷有火，呈现出五心烦热、午后低热、口干唇红等症状；而下焦有寒，见腰膝酸冷、遗精带下、腹胀泄泻等症状。

甲半月的数目不是一成不变的，不同的体质之间可以相互转化，但主要是热性体质向寒性体质的转化。热性体质者的甲半月的边界逐渐模糊，颜色逐渐接近甲床的颜色。属于过渡性体质者最终会发展成 10 个手指都没有甲半月的情况。

14 条主要掌纹线的病理变化

1 线起于手掌的尺侧，从小指掌指褶纹下的 1.5 ~ 2 厘米处，以弧形、抛物线状延伸到食指与中指指缝之间的下方。这条线以深长、明晰、颜色红润、向下分支少为正常。

手掌上的 1 线：感情线

1 线又被称为"感情线""远端横曲线""小指根下横曲线""天线"，主要会显示人体的呼吸系统功能的强弱。观察 1 线的长度和走向，可以分析出人体的自主神经系统对消化系统功能的影响；观察 1 线从中指到无名指的这一段，可以分析出人体的呼吸系统功能的强弱。

1 线的主要病理变化

1 线的特征	病理诊断
1线过长，已到食指的第三关节腔❶下缘	表明可能患有胃肠神经官能症，即胃肠自主神经功能紊乱
1线分成2支，一支延伸到食指的第三关节腔下缘，另一支进入食指与中指的指缝内	提示人体的胃功能薄弱，消化吸收不良
1线在无名指下发生畸断	提示人体的肝功能较差，或早年曾经患过严重的疾病，引起肝脏的免疫功能下降
1线在无名指下方被2条竖线切断	提示血压不稳定，表示人的血压偏高或偏低，还要结合交感神经❷区和副交感神经区查看。若在竖线的两旁有脂肪隆起，多表示患高脂血症
1线呈锁链状	提示人体自幼呼吸功能薄弱
1线长，流入食指与中指的指缝内，且2线下垂向乾位	提示人体自幼患有胃病，消化吸收功能很弱
在手掌的小鱼际处，1线始端有较大的"岛"形纹	多提示人体的听觉神经异常
1线尾端出现较小的"岛"形纹或大量凌乱的羽毛状纹线	提示人体患有咽炎或鼻炎
1线在无名指下部有延伸向2线的叶状"岛"形纹	提示人体患有乳腺增生
1线在无名指下有较小的"岛"形纹	提示人体在视神经方面发生了异常变化

1线的主要病理变化

标准的1线

1线起于手掌的尺侧，从小指掌指褶纹下的1.5~2厘米处，以弧形、抛物线状延伸到食指与中指指缝之间的下方。它主要显示人体呼吸系统功能的强弱。

1线畸断

1线在无名指下发生畸断，提示人体的肝的能力较差，或早年曾经患过严重的疾病，从而引起肝脏的免疫功能下降。

1线呈锁链状

1线呈锁链状，提示人体自幼呼吸系统的功能薄弱。

1线过长

1线过长，到达食指的第三关节腔下缘，表明人体可能患有胃肠自主神经功能紊乱。

1线被切断

1线在无名指下方被2条竖线切断，提示人体的血压不稳定。

1线分成2支

1线分成2支，一支延伸到食指的第三指关节腔下缘，另一支流入食指与中指的指缝内，提示人体的胃的功能薄弱，消化吸收不良。

手掌上的 2 线:脑线

2线起于手掌的桡侧,从食指的掌指褶纹与拇指的掌指褶纹内侧连线的1/2处,以抛物线状延伸到无名指的中线处。这条线以微粗、明晰不断裂、微微下垂、颜色红润为正常。

2线又称"脑线""近端横曲线""小鱼际抛物线""智慧线""人线"。此线所提示的疾病偏重于人体的神经、精神方面及心血管系统功能的变化。人的智力高低,甚至外伤都可从这条线上反映出来。凡具备标准型2线的人,大多身体比较健康,充满活力,心情愉快;2线的末端过于下垂的人,多见于思想家;若2线过于平直,则提示这样的人头脑固执、性格急躁。有关2线所提示的人体的健康状况,大部分来自遗传。此线主要提示人体的心脑的健康状况。

2 线的主要病理变化

2 线的特征	病理诊断
2线与3线的始端并连过长,且呈链状	人体自幼的消化吸收功能较差,后天要特别注重对脾胃的调理和保养
2线过长,下垂到乾位,而且线上有凌乱的纹理	人体患有神经官能症❶
2线断裂	提示人体易头痛,或脑细胞曾有过严重的损害
2线呈锁链状	人体自幼时胃肠的消化吸收功能差,营养不良,易导致记忆力减退
2线中断,或在手心处分开2~3支	提示人体患有心脏病,或常见于先天性风湿性心脏病
2线中部有较大的"岛"形纹连接	多提示人体患有眩晕症,或梅尼埃病❷
2线过于平直	提示这样的人头脑固执、急躁,易患头痛
2线在位于劳宫穴附近出现"□"形纹	提示该类人多有脑震荡史或全麻手术史,以及患有脊髓疾病、腰椎骨折等病
2线在无名指下出现"□"形纹	多为人体在腹部手术后遗留的肠粘连和腹部外伤的标记
2线上有明显的"十"字纹	提示这样的人心律不齐,应预防隐性冠心病
2线上有明显的"米"字纹	多提示人体患有血管性头痛或心绞痛

2线的主要病理变化

标准的2线

2线起于手掌的桡侧，从食指掌指的褶纹与拇指掌指的褶纹内侧连线的1/2处开始，以抛物线状延伸到无名指的中线处，提示人体心脑的健康状况。

2线过长

2线过长，下垂到乾位，而且线上有凌乱的纹理时，提示人可能患有神经官能症。

2线断裂

2线断裂，提示人体易头痛，或脑细胞曾有过严重的损害，要注意对心脑血管疾病的检查。

2线呈锁链状

2线呈锁链状，提示人体自幼时起胃肠的消化吸收功能差，营养不良，易导致记忆力减退。

2线与3线并连过长

2线与3线的始端并连过长，而且呈锁链状，提示人体自幼时起消化吸收功能较差，要特别注重对脾胃的调理和保养。

2线分支

2线在手心处分开2~3支，提示人体患有心脏病，常见于先天性风湿性心脏病。

本节名词

❶ 猩红热

由 A 群溶血性链球菌感染引起的急性呼吸道传染病。其临床特征为发热、咽峡炎、全身弥漫性的鲜红色皮疹和疹退后明显的脱屑等。

❷ 脾土

脾在五行中合"土"，又脾属太阴，喜燥而恶湿，其病易为湿困，故有脾为"湿土""太阴湿土"之称。

手掌上的 3 线：生命线

3 线起于手掌的桡侧，从食指掌指的褶纹与拇指的掌指褶纹内侧连线的 1/2 处，以弧形、抛物线状延伸至腕横纹处，弧度不超过中指中线下的垂直线。此线以微粗、明晰、不断、颜色红润为正常。多数人的手掌上 3 线与 2 线相交。

3 线又称"生命线""大鱼际曲线""大鱼际抛物线""地线""本身线"。这条线主要反映了人的体质、精力、能力、健康状况以及身体中疾病的状况。

3 线的主要病理变化

3 线的特征	病理诊断
3 线在起点处有断裂	提示人在幼年时曾有过较严重的疾病，甚至曾危及了生命，如肺炎、猩红热❶、伤寒等
3 线内侧有 1 条护线产生	人体的肠道功能失调、便秘、腹泻
3 线过短	人体的免疫力差，容易患慢性消耗性疾病而影响生命
3 线呈锁链状	提示机体的抵抗力差，易生病
3 线末端出现分叉纹	提示人体患有关节炎
3 线起点偏高	人体的"胆气"刚硬，"肝木"旺盛，其病为"肝木克土"或胆囊炎
3 线起点偏低	人体的精力不足，"脾土❷"虚弱，胃肠的消化吸收功能较差
3 线尾端出现"伞"形纹	提示人体患有腰腿痛
3 线的包围面积过大，超过中指中线下的垂直线	提示人体有血压偏高的病状
3 线包围的面积较小，没有达到中指中线下的垂直线	提示人体的血压偏低，身体较差，不论男女，都易患消化不良
3 线尾端出现"岛"形纹	女性提示患有子宫肌瘤，男性提示患有前列腺炎或前列腺增生。"岛"形纹越小越具有病理意义
3 线尾端出现"米"字纹	提示人体易患心绞痛
3 线在肾区断裂或出现"米"字纹	提示人体患有肾结石

3 线的主要病理变化

标准的 3 线

3 线起于手掌的桡侧，从食指掌指的褶纹与拇指掌指的褶纹内侧连线的 1/2 处开始，以弧形、抛物线状延伸至腕横纹处。此线主要反映人的体质、精力、能力、健康状况及身体内的疾病状况。

3 线过短

3 线过短，提示人体的免疫力差，易患慢性消耗性疾病而影响寿命。

3 线内侧有 1 条护线

3 线内侧有 1 条护线，提示人体患有肠道功能失调、便秘或腹泻的病症。

3 线始端断裂

3 线在起点处断裂，提示人在幼年曾患过较严重的疾病，甚至曾危及了生命。

3 线呈锁链状

3 线呈锁链状，提示机体的抵抗力差，易生病。

3 线末端分叉

3 线末端出现分叉纹，提示人体患有关节炎。

本节名词

❶ 内出血

出血的一种，指流出血管的血液停留在身体内部而不排出体外，如脑出血、肾上腺出血、胰出血等。

❷ 胆囊

位于身体右方的肋骨下、肝脏后方的梨形囊袋构造，有浓缩和储存胆汁之用。

手掌上的 4 线：健康线

4 线，起于人体手掌上大小鱼际的交接处（以不接触 3 线为原则），斜行向小指方向（以不接触 1 线为原则）延伸。在根据掌纹诊病的过程中，4 线是预测、诊断重病发生和发展的一条非常重要的线。

4 线长短不一，一般手上没有这条线比较好。如果有这条线，则以劲而有力，成一条直线为最佳，表示人的身体健康、有活力；如果这条线看上去"没有气力"，又呈现断断续续的状态，表示人的身体衰弱。

4 线又称"健康线"。此线反映的人的身体情况主要包括：肝脏的免疫功能、机体抵抗力的强弱及身体状况的好坏。关于这条线的出现，手诊专家王晨霞女士认为，身体健康的人一般很少有这条线，这条线大多见于脑力劳动者或身体虚弱的人。而且在人的身体的健康状况变差的时候，4 线会随着身体的变差而一直加深，直到恢复健康，线才又变浅。这表明，人体的手掌上有健康线反而不健康，特别表现在肝肾功能较差或患有慢性呼吸系统疾病的人身上。通常这些患者的手掌上会出现深而明显的 4 线。如果 4 线没有接触或与 3 线相交时，表示和大病无关。

4 线的主要病理变化

4 线的特征	病理诊断
出现深长的4线，且线上出现"岛"形纹	多提示人体的肝的健康状况较差
4线深长，配合潜血线，形成倒"八"字纹	提示人体内有内出血❶的倾向
4线深长，切过1线	提示人体内的疾病偏重于呼吸系统
4线过长，切过3线	提示人体内的疾病偏重于免疫系统，且有危及生命的可能
4线断断续续，呈片断形或梯形	表示人体的消化系统的功能衰退
4线为波形	表示人体的肝脏或胆囊❷的功能较衰弱，有时也预示患有风湿病
4线粗大，并形成弓形	表示人的体力衰弱
4 线与 3 线相连接的地方，出现较大的"岛"形纹	表示人患有呼吸系统疾病。如果"岛"形纹内部有细小杂线，同时"岛"形纹松弛，则提示呼吸器官有炎症

4线的主要病理变化

标准的4线

　　4线起于人体手掌上大小鱼际的交接处，斜行向小指方向延伸，且不接触1线和3线。此线主要反映人体肝脏的免疫功能、机体抵抗力的强弱及身体的健康状况的好坏。

4线上出现"岛"形纹

　　出现深长的4线，且线上出现"岛"形纹，多提示人体的肝的健康状况较差。

4线切过1线

　　4线深长，切过1线，提示人体易患呼吸系统疾病。

4线切过3线

　　4线过长，切过3线，提示人体易患免疫系统疾病，且有危及生命的可能。

4线与潜血线形成倒"八"字纹

　　4线深长，配合潜血线形成倒"八"字纹，提示人的身体有内出血的倾向。

4线呈梯形

　　4线断断续续，呈片断形或梯形，提示人体的消化系统功能衰退。

❶ **胀气**

　　肠胃病中相当常见的一种，其最明显的特征是叩诊时腹部会出现空心的声音。

❷ **肺心病**

　　指由肺部胸廓或肺动脉的慢性病变引起的肺循环阻力增高，导致肺动脉高压和右心室肥大，且伴或不伴有右心衰竭的一类心脏病。

❸ **胃下垂**

　　指站立时，胃的下缘达盆腔，胃小弯弧线的最低点降至髂嵴连线以下。

手掌上的 5 线：玉柱线

　　5线起于坎位，向上通过掌心，直达中指下方。此线不能太粗，以细而浅、笔直而上、明晰、不断、颜色红润的为最佳。这条线主要反映人体的心血管系统和呼吸系统的健康状况。

　　5线又称"玉柱线"。古代的手相学中认为，手掌中有5线的人，多可以做大官，因此5线被叫做"玉柱"。但经过有些人士的研究发现，手掌中出现这条线并非健康之兆，而且此线越长（连到中指下），表示人体的健康状况越不好，主要表现为人在青少年时期身体较弱。若这条线比较短，则提示在其出现的阶段人的体质下降，但现在已经痊愈。5线代表的慢性病主要是心肺功能减退。有些人目前感觉自己的身体健康状况良好，如果出现5线，则表示在中老年时期易患心脑血管方面的疾病。

5 线的主要病理变化

5 线的特征	病理诊断
无名指下有2条平行的5线延伸向1线	提示人体可能患有高血压
5线的始端出现"岛"形纹	提示人体胃肠的消化吸收功能差，常会有腹部胀气❶的症状
5线的末端出现如羽毛球拍形状的长竖"岛"纹	提示人患有胃下垂
5线深长，到离位处分成3个分支	提示人容易患肺心病❷
5线深长，到中指下方	表示人的心肺功能减退，在中晚年易患心脑血管方面的疾病
5线的始端出现圆滑的小"岛"形纹	表示人易患痔疮
5线的尾端有大量的干扰线	表示人常会出现胸闷气短的情况
5线与1线的相交处有凌乱的分支	表示人易患肺炎
5线的始端位于地丘处，出现竖形的小"岛"纹	久坐的人，容易患便秘、痔疮
5线低矮，或始端出现鱼尾纹	提示人的体质较差，易便秘
5线在明堂处终止，且顶端有竖长的"岛"纹	提示人患有胃下垂❸
5线始端的坎位处有小坑或明显的"米"字纹	提示人已经患有肾结石

5 线的主要病理变化

标准的 5 线

5 线起于坎位, 向上通过掌心, 直达中指下方, 主要反映人体的心血管系统和呼吸系统的健康状况。

5 线

无名指下有 2 条平行的 5 线

无名指下有 2 条平行的 5 线延伸向 1 线, 提示人体可能患有高血压。

2 条平行的 5 线

5 线的始端出现"岛"形纹

5 线的始端出现"岛"形纹, 提示人体胃肠的消化吸收功能差, 常会出现腹部胀气的症状。

5 线的始端的"岛"形纹

5 线的末端出现"岛"形纹

5 线的末端出现如羽毛球拍形状的长竖"岛"形纹, 提示人患有胃下垂。

5 线的末端的"岛"形纹

5 线在离位处分支

5 线深长到离位处后分成 3 个分支, 提示人容易患肺心病。

5 线在离位处分成 3 支

5 线延伸到中指下方

5 线延伸到中指下方代表人体患有慢性病, 主要是心肺功能减退, 在中晚年时易患心脑血管疾病。

5 线延伸到中指下方

本节名词

❶慢性消耗性疾病
　　一般是指各种恶性肿瘤、肺结核、慢性萎缩性胃炎、严重创伤、烧伤、系统性红斑狼疮、慢性化脓性感染、慢性失血等过度消耗身体的能量物质，造成机体能量负平衡的一类疾病的总称。

手掌上的 6 线：障碍线

　　6 线又称"障碍线""干扰线"。凡是手掌上所有横切各主线或某些辅助线的纹线，都可被称为"6 线"。它的位置并不是固定不变的。6 线要深刻、较长时才有诊断价值，细小、短浅时，诊断意义不大。

　　6 线可以反映出人在近期的身体的好坏。若在短时间内出现大量横切过各主线和散布于各掌纹脏腑区域的 6 线，提示人的精神和思想都达到了极其疲劳的状态，若不及时调整身心，可能会影响到人体内脏的功能。6 线不同于其他掌纹线的是它在短时间内就会发生很大改变，而其他掌纹线是不会经常变化的。有这条线的人最常发生的心理问题是：抑郁、固执、情绪低落或消极。

　　这条线在皮纹学上被称为"白线"，它是最不稳定的线。观察它的种种变化，就可以判断疾病的发展状况，也可以观察疾病治疗的情况。

6 线的主要病理变化

6 线的特征	病理诊断
深长的6线切过3线	人体的体内潜伏着严重的疾病，例如癌症或心脑血管疾病等
出现2~3厘米长的6线切过1、2、3线	人体患有慢性消耗性疾病❶
无名指与中指下的1线有方形纹，且与6线相交，还伴有"井"字纹、三角纹	人体患有慢性支气管炎
有一条平直的 6 线从 1 线下出发，穿过 2 线，"侵入"3 线，向拇指的关节腔延伸；这条 6 线呈断续状或上面有"岛"形纹	表示人可能患有肿瘤，并且6线会随着病情而改变
手上突然出现大量细小、浅短的6线	提示人在近期常有饮食不规律、熬夜或工作压力较大的情况
有较多6线横切3线	表示人的体质较差
6线横切3线，且月丘上有格子纹	表示人体肾虚或有呼吸系统方面的疾病
女性掌部各主线有浅细的 6 线穿过，且掌色红，尤其是乾位的颜色鲜红	表示女性患有更年期综合征
1线在中指下方被6线切过	表示人有血压不稳的症状

6 线的主要病理变化

标准的 6 线

6 线是横切各掌纹主线或辅线的纹线，位置不固定，主要反映人体近期身体的健康状况。

6 线经过 1、2、3 线延伸至拇指下

有一条平直的 6 线从 1 线下出发，穿过 2 线，"侵入" 3 线，向拇指的关节腔延伸；且此线呈断续状，提示人体可能患有肿瘤。

呈断续状的 6 线向拇指下延伸

多条 6 线切过 1 线

有多条 6 线穿过无名指与中指下的 1 线，提示人体患有慢性支气管炎。

多条 6 线穿过 1 线

6 线切过 1、2、3 线

2～3 厘米长的 6 线切过 1、2、3 线，提示人体患有慢性消耗性疾病。

6 线切过 1、2、3 线

6 线切过 3 线

深长的 6 线切过 3 线，提示在人相应的年龄段可能发生重大疾病。

深长的 6 线切过 3 线

出现大量 6 线

手上突然出现大量细小、浅短的 6 线，提示人在近期常有饮食不规律、熬夜或工作压力较大的情况。

出现大量细小、浅短的 6 线

本节名词

❶ "阴阳"学说

在"阴阳"概念基础上建立起来的中医学基本理论。它认为"阴阳"对立统一、消长转化、相反相成的关系贯穿自然与人体等一切事物之中，是人体的生理和病理发生、发展、变化的根源及规律。

❷ 心肌

是由心肌细胞构成的肌肉组织。

手掌上的 7 线：成功线

7 线是一条位于无名指下的竖线，一般不超过 1 线。它又被称为"太阳线""成功线"，是 5 线的副线，但比 5 线短。这种线很少见。据研究，此线多与人体血压的高低有关。

7 线之所以被称为"太阳线"，是因命相学中认为"太阳"者，贵人也。出现 7 线，是"命中有贵人庇佑"。"贵人"虽然和血压没有任何关系，可是——"太阳"者，诸阳之首也。从中医的**阴阳学说**❶来看，阳太盛，说明血压高；阳不足，说明血压低，这反而很符合 7 线的实际功用。

高血压是世界上最常见的心血管疾病，也是最广泛的流行病之一。它经常会引起人体心、脑、肾等脏器的并发症，严重危害人类的健康。由于部分高血压患者并无明显的症状，因此通过手诊的诊断方法，提前发现高血压，对早期预防、及时治疗该病有极其重要的意义。

低血压是由于人体内血压偏低而引起的一系列症状，虽然这不算是一种疾病，但它可能是由其他疾病所引发的；而且它会使人头晕眼花、精神疲惫、注意力不集中或昏倒、休克，导致其他伤害产生。所以人患有低血压也必须积极治疗，从而保证身体健康，提高生活质量。

7 线的主要病理变化

7 线的特征	病理诊断
7线旁出现"米"字纹	人体患有高血压，并伴有**心肌**❷供血不足
7线穿过1线，交感神经区扩大	人多会出现高血压
7线形成，但没有切过1线，交感神经区缩小	提示人多患有低血压
有1条或多条7线，且线较长	提示人容易患颈椎增生
7线有干扰线切过，形成如"丰"字的纹	表明人易患慢性支气管炎
有明显的7线，且线旁有血脂丘隆起	表明人体患有高血压，且伴有高脂血症
在无名指下，有2条平行的7线穿过1线	表明人体可能患有高血压
有多条7线，且线较短	表明人体可能血压偏低
7线处出现"井"字纹	提示人体的血压偏低

7 线的主要病理变化

标准的 7 线

7 线是 1 条位于无名指下的竖线，一般不超过 1 线。此线主要反映了人体血压的高低。

7 线穿过 1 线

7 线穿过 1 线，交感神经区扩大，提示人多会出现高血压。

7 线未穿过 1 线

7 线没有穿过 1 线，且交感神经区缩小，提示人体多患有低血压。

出现 1 条或多条 7 线

有 1 条或多条 7 线，且线较长，提示人容易患颈椎增生。

7 线旁有"米"字纹

7 线旁出现"米"字纹，提示人体患有高血压，并伴有心肌供血不足。

7 线与干扰线形成"丰"字纹

7 线上有干扰线穿过，形成了"丰"字纹，提示人易患慢性支气管炎。

本节名词

❶ 动脉硬化

指动脉的一种非炎症性病变，可使动脉的管壁增厚，变硬，失去弹性，管腔变狭小。动脉硬化是随着人的年龄增长而逐渐出现的血管疾病。

❷ 血糖

即血液中的糖分。绝大多数情况下是指葡萄糖。

手掌上的 8 线：放纵线

8 线位于手掌小鱼际的腕横纹上的 1 ~ 2 厘米处，是一条向内延伸的短横线，一般人很少见。这种掌纹线多见于生活不规律，长期熬夜，身心极度疲劳，过度消耗体力或性生活过度，嗜酒，长期服用安眠药、麻醉品的人。

8 线又称"放纵线""糖尿病线"，除此之外还被称为"远游线"。据说手掌上有这条线的人喜欢远游，不好守祖业。经过研究发现，无论是喜欢出门旅游的人，还是待在家里、足不出户的人，只要其生活规律被打乱，特别是经常熬夜，他们的手上就会出现 8 线。生活不规律，不注意饮食控制、适当运动及控制体重，将会产生一些严重的后果，比如会患上糖尿病、高血压、高脂血症等疾病。而这些病症易引起视力减退、肾脏功能损害、动脉硬化❶等一系列问题。

还有一种人也会出现这条线，那就是糖尿病遗传者；而且 8 线在糖尿病的遗传规律上还有隔代遗传的特点。如果人体已经患有糖尿病，那一定要注意饮食。中医学上认为，糖尿病的病因是身体长期阴虚燥热，导致内分泌失调，从而影响了血糖❷。所以糖尿病患者应避免食用会引起身体燥热的食物，还要戒食高脂肪和高糖分的食物。

8 线的主要病理变化

8 线的特征	病理诊断
出现3条8线	提示人容易患糖尿病
1条深长的8线横穿过3线肾区	提示人体的糖尿病已经直接影响到肾脏的代谢功能
出现弯曲的8线	人的生活不规律，需要调整作息
乾位出现1条8线，且有13线形成	提示人体患有糖尿病
出现杂乱的8线	人体失眠、多梦，是神经衰弱的信号
8线过直	爱吃肉，人易肥胖
8线上有多条细、小、断断续续的纹络	人容易神经衰弱、失眠、多梦
刚出生的婴儿手上出现8线	提示应考虑家族中的人是否有糖尿病史，且要加强对外界因素与饮食、环境的防护，以免糖尿病发生
稍肥胖的人的手掌上有1条笔直的8线	为人体营养过剩的信号，还要预防脂肪肝
儿童的手掌上出现8线	提示人体多梦

8线的主要病理变化

标准的 8 线

8 线位于手掌小鱼际的腕横纹上的 1 ~ 2 厘米处，是 1 条向内延伸的短横线，主要见于生活不规律或嗜酒，长期服用安眠药、麻醉品的人。此外 8 线还可反映糖尿病是否发生。

8 线

乾位出现 8 线

乾位出现 1 条 8 线，且有 13 线形成，提示人体患有糖尿病。

13 线

乾位的 8 线

出现弯曲的 8 线

出现弯曲的 8 线，提示人的生活不规律，需要调整作息。

弯曲的 8 线

8 线穿过肾区

若有 1 条深长的 8 线横穿过 3 线的肾区，提示糖尿病已经直接影响到肾脏的代谢功能。

深长的 8 线

肾区

出现 3 条 8 线

出现 3 条 8 线，提示人体容易患糖尿病。

3 条 8 线

8 线杂乱

出现杂乱的 8 线，提示人易失眠、多梦，是神经衰弱的信号。

8 线杂乱

本节名词

❶ 过敏体质

一般将容易发生过敏反应和过敏性疾病，但是又找不到发病原因的人的体质称为"过敏体质"。

❷ 心肾不交

中医名词。指心与肾在生理上协调失常的病理现象。

❸ 抗体

指机体的免疫系统在抗原刺激下，由B淋巴细胞或记忆细胞增殖、分化成的浆细胞所产生的，可与相应抗原发生特异性结合的免疫球蛋白。

手掌上的9线：过敏线

9线起始于食指与中指的指缝间，以弧形延伸到无名指与小指的指缝间。

9线又称"金星线""过敏线"。有这条线的人多为过敏体质，肝脏不好。它代表着人体对有害物质的代谢、排出能力下降。近几年，有这条线的人逐渐增多，说明由于药品或空气污染严重，具有过敏体质❶的人增多了。

关于9线，中国的命相学中认为：此线出现在离位，离为火，其人性格焦虑、急躁，反应聪明、敏锐，喜爱运动。经络之气的运行属于上实下虚，上热下凉。这种说法比较符合对不孕不育的病因的研究，在患有不孕症的夫妻双方的手上均有这条线时，要检查精液或卵子是否有抗体产生而引起不孕症。而根据"五行星丘"的理论来说，9线出现于太阳丘和土星丘。如果太阳丘上的9线多，其人好动，属爆发型，有领导他人的欲望；如果土星丘上9线多，其人好静，有耐性，做事能坚持到底。

9线的主要病理变化

9线的特征	病理诊断
9线间断而分成多层	提示人易患神经衰弱
9线中央有一个小"岛"形纹	代表人患有甲亢或肿瘤
女性出现寸断的9线	提示女性的泌尿生殖系统功能比较弱，可致不孕
9线向下弩张，交于1线	提示人体易患肺结核病
有多条深而长的9线出现	提示人体的肝脏免疫功能低下，易反复过敏。手上有9线的人，应找到导致身体过敏的物质，然后远离它
坤位小指下有9线与1线直线相交，而且坎位3线上有三角形纹	提示人可能患有心肾不交❷的病症
肝病患者，手上出现9线	应考虑有病变的可能
不孕的女性在掌部出现9线	应考虑可能因夫妻的精液和卵子间有抗体❸而引起了不孕
有9线出现	人体的肝脏对酒精的解毒能力差

9 线的主要病理变化

标准的 9 线

9 线起始于食指与中指的指缝间，以弧形延伸到无名指与小指的指缝间。有这条线的人多为过敏体质，肝脏不好，且对有害物质的代谢、排出能力下降。

9 线中央出现"岛"形纹

9 线中央有一个小"岛"形纹，代表人体患有甲亢或肿瘤。

9 线中央的"岛"形纹

9 线与 1 线相交

9 线向下弩张，交于 1 线，提示人易患肺结核病。

9 线与 1 线相交

出现寸断的 9 线

女性的手掌上出现寸断的 9 线，提示其泌尿生殖系统功能较弱，可能会不孕。

9 线寸断

9 线间断且分层

9 线间断，且分成多层，提示人易患神经衰弱。

9 线间断、分层

出现多条 9 线

有多条深而长的 9 线出现，提示人体肝脏的免疫功能低下，易反复过敏。

多条 9 线

本节名词

❶ 精神分裂

是指以人基本的个性改变，思维、情感、行为的分裂，精神活动与环境的不协调为主要特征的一类最常见的精神病。

❷ 疏肝理气

即疏肝，疏散肝气郁结的治法。

手掌上的 10 线：土星线

10 线在中指掌指的褶纹下，为一弧形半月圆。

10 线又称"土星线"。有这条线的人多性格孤僻，常有肝气不疏的症状。有的手诊研究者认为，这条线与近视眼的家族史有关。

另外，关于 10 线还有一个有趣的现象——就是很多成功者的手上都会出现这条线。西方的手相学认为，此线出现在土星丘，且包住了中指，意味着沉稳、持久、有耐力，因此有 10 线的人更易成为领导者。从中国传统的八卦学说来看，10 线位于离位，"离为火"，含有向上、成功、位高的意思。有关人士认为，有 10 线的人都具备一定的实力和才能，而且有凝聚力和号召力，但是如果这些人怀才不遇，就很可能会出现心理问题。最常见的包括忌妒、固执、自闭、孤独，甚至精神分裂❶。由于心理上的原因，这样的人会出现消化功能紊乱的症状。所以针对这种原因所引起的消化系统方面的疾病，患者不要一味地选用助消化的药，而要从疏肝理气❷来加以调理。

10 线的主要病理变化

10 线的特征	病理诊断
手掌上出现深刻而且明显的10线	人常年有精神压力导致的心理紧张，以及精神抑郁的现象
10线伴有无名指下1线上的"岛"形纹	人的视力差，而且是由于遗传的原因
手掌上有明显的10线和大量的6线	人因精神压力所致的精神紧张型失眠
手掌上有10线出现，并且1线与2线之间有"丰"字纹	人的精神严重抑郁，甚至有自杀倾向
10线上有"米"字纹，且3线上有"岛"形纹	人体患有眼病，而且非常严重
男性的手掌上10线与9线同时存在	易患早泄
小孩的手掌上有10线	人有近视或家族有近视史
手掌上出现10线	提示人体的肝气郁结，情结、情志不舒，女性容易月经失调，治疗时应以疏肝理气为主

10 线的主要病理变化

标准的 10 线

10 线在中指掌指的褶纹下，为一弧形的半月圆。这条线多提示其人性格孤僻，常有肝气不疏的症状。

10 线伴有大量 6 线

手掌上有明显的 10 线和大量的 6 线，这种掌纹特征多见于因过大的精神压力所致的精神紧张型失眠患者。

10 线上出现"米"字纹

10 线上有"米"字纹，且 3 线上有"岛"形纹，提示人患有眼病，而且非常严重。

10 线伴有 1 线上的"岛"形纹

10 线伴有无名指下的 1 线上的"岛"形纹，提示人的视力差，而且是由于遗传的原因。

10 线伴有"丰"字纹

手掌上有 10 线出现，并且 1 线与 2 线之间有"丰"字纹，提示人的精神严重抑郁，甚至有自杀倾向。

出现深刻、明显的 10 线

出现深刻、明显的 10 线，提示人常年有精神压力导致的心理紧张，以及精神抑郁的现象。

本节名词

❶ 性早熟

是指一种以人体的性成熟提前出现为特征的性发育异常。即人体在性发育年龄之前出现了第二性征，如女性乳房发育，阴毛以及腋毛出现，身高、体重迅速增长，外生殖器发育。

❷ 性功能障碍

指人体不能进行正常的性行为，或在正常的性行为中不能获得满足。在性功能障碍的患者中，多数患者的性器官都没有发生器质性病变，也就是说性器官没有异常或病变，这一现象是因为个人的心理因素造成的。

手掌上的 11 线：性线

11 线位于小指掌指的褶纹与 1 线的中间（出现通贯掌时，11 线就在小指掌指的褶纹与 14 线的中间），其长度大约到小指中线的 1/2 处。此线以深且平直，明晰，不断，颜色浅红的为佳。这表明人体的泌尿生殖系统功能良好。

11 线又称"性线"。在我国，健康的人大多拥有 2 ~ 3 条 11 线。如果此线短，且只有 1 条或无者，女性多患有不孕症，月经失调，子宫发育不良；男性多患有少精症、无精症、阳痿症等，甚至会引发心理障碍。

11 线的主要病理变化

11 线的特征	病理诊断
11线的尾端呈"岛"形纹	若为女性，多易患尿路感染，男性易患前列腺增生
11线的尾端有多条分支	提示人体易患尿路感染
11 线过长，一直延伸向无名指，线上出现"米"字纹，或有6 线出现	表示人体患有肾炎或前列腺炎
若11线下垂，与1线相连，且3线的起点处有"岛"形纹	提示人体患有肾阳虚
11线低垂，向1线方向弯曲	提示人体肾虚，易疲劳，会出现耳鸣、头晕、记忆力减退、腰腿酸软等症状
双手无11线的人	表明身体的生殖功能低下
11线较短，且颜色浅淡，只有1条或者隐隐约约、不明显	提示女性易患不孕症、月经失调、子宫发育不良等症
11线短浅、细弱、色淡，或隐而不显，线上呈"岛"形样纹或有大量6线切过；坤位位置低陷，筋浮，骨露，肤色枯白无光	提示人体的生殖功能低下，女性易宫寒、不孕
11线粗大、深刻	人体有性早熟❶倾向
女性的11线浅淡或短小，向1线低垂、弯曲；坤位平坦甚至凹陷，苍白无光，有许多杂乱的纹理，且掌根部平坦、苍白；腕横纹浅淡不明、断续或呈锁链状	人体患有性功能障碍❷

11 线的主要病理变化

标准的 11 线

11 线位于小指掌指的褶纹与 1 线的中间，其长度大约到小指中线的 1/2 处。此线主要反映人体泌尿生殖系统功能的强弱。

11 线与 1 线相连

若 11 线下垂，与 1 线相连，且 3 线的起点处有"岛"形纹，提示人体患有肾阳虚。

11 线过长

11 线过长，一直延伸向无名指，表示人体患有肾炎或男性患有前列腺炎。若线上出现"米"字纹或有 6 线出现，则其病理意义更大。

11 线尾端的分支

11 线的尾端有多条分支，提示人体易患尿路感染。

11 线的尾端呈"岛"形纹

11 线的尾端呈"岛"形纹，若为女性，多易患尿路感染，男性则易患前列腺增生。

11 线向 1 线弯曲

11 线低垂，向 1 线的方向弯曲，提示人体肾虚，易疲劳，身体会出现耳鸣、头晕、记忆力减退、腰腿酸软等症状。

❶ 痛风

人体内一种叫做嘌呤的物质的新陈代谢紊乱，嘌呤的氧化代谢产物——尿酸的合成增加或排出减少，造成高尿酸血症；当血尿酸浓度过高时，尿酸即以钠盐的形式沉积在关节、软组织、软骨和肾脏中，引起了组织的异物炎性反应，这一现象就叫痛风。

❷ 肝郁血虚

血液亏虚、肝气郁滞。主要以头晕眼花、两胁作胀、情志抑郁、多梦健忘、面白、舌淡紫、脉弦细等为常见症的症候。

手掌上的 12 线：酒线

12 线为起于小指掌指的褶纹与 1 线的中间，向无名指下延伸的一条横线。出现通贯掌时，12 线就在小指掌指的褶纹与 14 线的中间。此线主要反映了人体的肝脏的健康状况，说明有这条掌纹线的人对酒精的解毒能力较差。

12 线又称"肝病线""酒线"。日本有人认为此线与痛风有关。相关人士经过研究发现，有此线的人多嗜酒，或不能饮酒，一饮即醉；而且这些人的肝脏对酒精的解毒能力较差，他们常易患酒精中毒型肝硬化。接触过某些毒品，或曾经得过肝炎的人也可能留下这条线。所以暂且可以认为：12 线的出现表示某些中毒加重了人体的肝脏的负担，造成了不同程度的肝损害。

在命相学说中，西方与东方的观点相似。西方的命相学说认为，12 线从月丘向太阳丘延伸。月亮是阴土，而太阳是火，所以它是从土位走向火位。中国的八卦学说中认为，12 线是从坤位走向离位。"坤为阴土，离为火"，因此它也是从土位走向火位。所以 12 线代表的疾病就是因"阴病致阳病"。一般手掌上有 12 线的人性格固执。

由于 11 线与 12 线都位于小指掌指的褶纹下和 1 线之上，因此很容易把这 2 条线混淆在一起，不能进行准确区分。那么 11 线与 12 线的区别具体是什么呢？这 2 条线虽然起点相同，但长度不同。11 线的长度不会超过无名指的中线，而 12 线的长度却超过了无名指的中线。根据这一点就可以把 2 条线区分开了。

12 线的主要病理变化

12 线的特征	病理诊断
12线浅、断、隐约	提示人体肝脏的解毒能力下降
12线深长	提示人体肝脏的免疫功能下降
12线上有障碍线切过	提示人体曾患过肝炎
12线上出现"岛"形纹	提示由于过量饮酒引起了人体的肝损伤，或说明肝脏正发生慢性病变
12线在中指的下方，与1线相交	提示人容易患痛风❶或关节炎
12线异常，且1线过长或流入食指与中指的指缝之间，胃区的纹理紊乱	提示人体有肝郁血虚❷的症状

12 线的主要病理变化

标准的 12 线

12 线起于小指掌指的褶纹与 1 线的中间，并向无名指下横向延伸。此线主要反映了人体的肝脏的健康状况。

12 线上出现"岛"形纹

12 线上出现"岛"形纹，提示由于过量饮酒，引起了人体的肝损伤，或说明肝脏正发生慢性病变。

障碍线切过 12 线

12 线上有障碍线切过，提示该人曾患过肝炎。

12 线深长

12 线深长，提示人体的肝脏的免疫功能下降。

12 线浅、断、隐约

12 线浅、断、隐约，提示人体的肝脏的解毒能力下降。

12 线与 1 线相交

12 线在中指下方与 1 线相交，提示人体容易患痛风或关节炎。

手掌上的13线:悉尼线

13线实际上是2线的"变异",它一直延伸到手掌的尺侧。此线的出现主要提示家族中有肿瘤史。

13线又称"悉尼线"。名为"悉尼",是因为1970年前后,有研究者在澳大利亚的悉尼发现了这条特别的掌纹线。据他们报道,在先天风疹、白血病和小儿唐氏综合征❶的患者中,有"悉尼"掌纹线的人较多,而在许多发育迟缓,学习不好,行为有些异常的孩子中,也时常可以见到13线。而现在在临床观察到的肝癌、血液病和牛皮癣患者的手上,也常常出现13线。一部分13线是后天形成的,它在判断肿瘤是否是良性时有重要意义。同时,观察正在发展的13线,对于判断肿瘤的性质,患者的手术情况和其术后的身体情况有重要的帮助。

癌症是否与家族遗传有关,这是大家普遍关心的问题。目前认为,癌症不是直接遗传性疾病,但是确有少数癌症有家族遗传的倾向,例如家族中有人患癌,其子女患癌的概率比一般人大得多。我们把这些癌症叫做"遗传型家族性癌症",包括食管癌、大肠癌、乳腺癌、胃癌、子宫内膜癌等。

癌症的遗传问题十分复杂。癌症的发生是一个目前尚未被破解的谜。因此,如果家中有人患癌时,不需要担心,而是要保持心情愉快,加强对身体的锻炼,提高自身的免疫力,还要帮助家人树立战胜癌症的信念。

13线的主要病理变化

13线的特征	病理诊断
左手出现13线	属于患肿瘤的高危人群
13线呈抛物线状,延伸至手掌边缘,线上出现"岛"形纹	人体很可能患肿瘤
13线的起点与3线的起点空出了距离	提示人体患有肿瘤的可能性更大
13线较模糊	提示人体易患血液疾病,如血小板❷减少、造血功能不好、血脂高,还应预防病情恶化
双手出现13线	提示人体遗传肿瘤的概率降低

13 线的主要病理变化

标准的 13 线

13 线是 2 线的"变异"，起于手掌的桡侧，一直延伸到手掌的尺侧。此线主要提示家族中有肿瘤史。

13 线

左手出现 13 线

左手出现 13 线的人，属于可能患肿瘤的高危人群。若双手同时出现 13 线，遗传肿瘤的概率会降低。

左手的 13 线

13 线的起点与 3 线的起点分开

13 线的起点与 3 线的起点空出了距离，提示人体患有肿瘤的可能性更大。

13 线的起点与 3 线的起点分开

13 线模糊

13 线较模糊，提示人体易患血液方面的疾病，还应预防病情恶变。

模糊的 13 线

13 线上出现"岛"形纹

13 线呈抛物线状，延伸至手掌边缘，且线上出现"岛"形纹，提示人体患有肿瘤的可能性很大。

13 线上的"岛"形纹

本节名词

❶ 通贯掌纹

是一种很特殊的掌纹。智慧线和感情线合而为一，横贯全掌的，为真通贯掌纹。其他各种通贯掌纹都是假通贯掌纹。

❷ 遗传性疾病

是指父母的生殖细胞，也就是精子和卵子携带有病基因，然后遗传给子女，并引起其发病，而且这些子女结婚后还会把病遗传给下一代。这种代代相传的疾病，医学上称为"遗传性疾病"。

手掌上的 14 线：猿猴纹

14 线是指与 2 线的起点相同的一条深粗的横线，直达手掌的尺侧，使 1 线消失，3 线存在。多数人 14 线的起点与 3 线相交，少数人 14 线的起点与 3 线分离。

14 线又称"通贯掌纹"❶"猿猴纹"。此线提示人体特征的遗传倾向极强，其人的体质、智力、寿命、疾病的发展状况，均与父母的情况相似。

14 线之所以被称为"猿猴纹"，是因为在猿猴的手上发现了相似的掌纹，但这只能说明猿猴和人类有近亲关系，并不能说明人的智商的高低。对于手掌上有 14 线的人是聪明还是愚笨，一直存在着很大的争议。一种观点认为，有 14 线的人智力低下，他们的依据是土著人的手上多出现这种掌纹；另一种观点认为，有 14 线的人比较聪明，因为经过调查发现，有些总统和高级管理人员的手上常出现这种掌纹。实际上，14 线的出现并不能判断人的智力高低，不能简单地通过 14 线来判断人是否聪明。

在西方的掌纹学中，对于 14 线通常有 2 种观点：一种认为它在智力低下的家族中出现，另一种观点认为在近亲结婚的后代中出现 14 线的人居多。但经过调查发现，14 线一般并不代表什么特殊疾病，只是提示家族的遗传基因很强，如果家族中有人患有某种慢性病或遗传病，再加上掌上有 14 线，后代就很可能会患这种病。如果是健康长寿的家族，那么其后代也会健康长寿，但不能因为这个原因就忽视人体的健康问题。

14 线的主要病理变化

14 线的特征	病理诊断
手掌上仅有14线和3线	人体易患腰痛、胃炎、头痛等疾病
手掌上有14线或14线呈链状	提示人体容易患头痛
手掌上出现14线	提示人体极易患遗传性疾病❷

14 线的主要病理变化

标准的 14 线

14 线是指与 2 线的起点相同的一条深粗的横线，直达手掌的尺侧，使 1 线消失，3 线存在。此线主要提示人体特征的遗传倾向极强。

14 线呈链状

手掌上有 14 线或 14 线呈链状的人，容易患头痛。

手掌上仅有 14 线和 3 线

手掌上仅有 14 线和 3 线，提示人体易患有腰痛、胃炎、头痛等疾病。

手掌上的 14 线

手掌上出现 14 线，表示身体的遗传性极强，也提示人体易患遗传性疾病。

8种常见病理纹的对应病症

"十"字纹是指由2条短线相交成"十"字形，或一长一短的线相交成不规则的叉形（"×"样或"十"样）。在诊断的时候，出现在线、纹中央的"十"字纹的含义比其单独出现的要大，而且正"十"字纹的病理意义比斜"十"字纹的要大。

"十"字纹：疾病早期

"十"字纹的出现，表示人体内某脏器功能失调，某部位发生了炎症。相较于"米"字纹，"十"字纹预示的病情较轻，病程较短，而且处于疾病的早期；也可能是提示人体的病情在好转，疾病即将被治愈。"十"字纹出现在手掌的不同区域代表着不同的病理意义。

不同区域中的"十"字纹的意义

不同区域的"十"字纹	病理诊断
鼻咽区出现凌乱的"十"字纹	提示人体可能患有鼻咽炎
巽位出现"十"字纹	提示人体患有胆囊炎。此时要注意保健，不然纹线会慢慢发展成"井"字纹，就会形成慢性胆囊炎
震位出现"十"字纹，并伴有暗青色	提示人体患有急性胃炎或浅表性胃炎❶。急性胃炎发作时，要注意休息，不可进食，只可少量饮水，不可暴饮暴食
"十"字纹出现在2线的劳宫穴❷处	提示人体的心脏有问题，易出现心律不齐；出现正"十"字纹的病理意义比斜"十"字纹的大
在1线上出现凌乱的"十"字纹	提示人体患有慢性支气管炎；此病在寒冷季节发病或加重，要加强预防
"十"字纹出现在3线的始端	表示人在幼年时期曾患有咽喉病
"十"字纹出现在3线的末端	提示人体有体力减退的情况
"十"字纹出现在乾位	表明男性易患前列腺炎
"十"字纹呈深红色	表示人体中疾病正在发生，需要小心应对
2线上出现"十"字纹	要防止有突发性疾病发生的情况
咽区出现"十"字纹	提示人体可能患有咽炎

"十"字纹的主要病理变化

震位出现"十"字纹

震位出现"十"字纹，并伴有青暗色，提示人体患有急性胃炎或浅表性胃炎。

震位的"十"字纹

鼻咽区出现"十"字纹

鼻咽区出现凌乱的"十"字纹，提示人体可能患有鼻咽炎。

鼻咽区的"十"字纹

巽位出现"十"字纹

巽位出现"十"字纹，提示人体患有胆囊炎。

巽位处的"十"字纹

2线旁出现"十"字纹

"十"字纹出现在2线的劳宫穴处，提示人体的心脏有问题，易出现心律不齐的症状。

劳宫穴处的"十"字纹

不同形状的"十"字纹

"十"字纹是由2条短线相交成"十"字样，或一长一短的线相交成不规则的叉形。"十"字纹的出现，表示人体中某脏器的功能失调，某部位发生了炎症，但病情较轻，病程较短。

本节名词

❶ 心肌缺血

指由各种原因引起的冠状动脉的血流量降低，致使心肌氧等物质供应不足和代谢产物减少和清除的临床状态。

❷ 偏头痛

是一种反复发作的搏动性头痛。发作前常有闪光、视物模糊、肢体麻木等先兆，同时可伴有神经、精神上的功能障碍。该症状可逐步恶化，发病的频率则会越来越高。

"△"形纹：疾病中期

"△"形纹是由 3 条短线构成的形似三角形的纹。"△"形纹表明人体所患疾病的病情比"井"字纹的轻，比"十"字纹的重，有向"米"字纹发展的趋势。独立的"△"形纹比在各主要掌褶纹中形成的"△"形纹的意义大。横过主线的"△"形纹表示人体患有疾病，提示相关的脏器功能存在问题。

不同区域中"△"形纹的意义

不同区域的"△"形纹	病理诊断
2线的尾部出现大的"△"形纹	提示人容易患头痛
3线的尾端出现"△"形纹	提示人体患有心肌缺血❶，要预防隐性冠心病。如果左右手都有这种纹，说明人体患病的时间较长；如果仅右手有，说明是人在中年后才出现的心肌缺血的症状
1线的末端出现"△"形纹	提示人有患心脑血管疾病的隐患，且病情正在发展，是人到晚年时易患心脑血管疾病的信号
明堂处出现"△"形纹	说明人体中冠心病已经发生，而且正在向严重的方向发展
"△"形纹出现在2线的尾端	是人体患冠心病的早期信号。对这个信号应引起重视。出现这样的纹，如果不加以预防和调理，慢慢会形成"米"字纹，这意味着冠心病的最终形成
坎位上的小"△"形纹	提示人体在幼年时缺钙或老年时体虚多病，同时反映人体的生殖系统功能受损
手掌上头部的反射区出现"△"形纹	提示人体患有偏头痛❷，后脑勺发木，手脚发麻
手掌上心脏的反射区出现"△"形纹	表示人所患的心脏病较重，心室肿大，人体会因供血不足而产生头晕、头痛
手掌上胃的反射区出现大的"△"形纹	提示人体患有胃部的疾病，要结合手掌的大鱼际、金星丘及3线来诊断具体的病情
手掌上肾的反射区出现"△"形纹和"十"字纹	如果女性手掌上的此区塌陷且月经不正常，经血发暗、发黑，提示其患有子宫肌瘤或卵巢囊肿

"△"形纹的主要病理变化

明堂处出现"△"形纹

明堂处出现"△"形纹，说明在人体中冠心病已经发生，而且病情趋于严重。

明堂处的"△"形纹

1线的末端出现"△"形纹

1线的末端出现"△"形纹，提示人体有患心脑血管疾病的隐患，且病情正在发展，是人到了晚年时易患心脑血管疾病的信号。

1线末端的"△"形纹

3线的尾端出现"△"形纹

3线的尾端出现"△"形纹，提示人体患有心肌缺血，要预防隐性冠心病。

3线尾端的"△"形纹

2线的尾部出现大的"△"形纹

2线的尾部出现大的"△"形纹，提示人体容易患头痛。

2线尾部的大"△"形纹

不同形状的"△"形纹

"△"形纹是由3条短线构成的、形似三角形的纹。此纹所提示的病情比"十"字纹的重，且有进一步发展的趋势。

"井"字纹：慢性炎症

"井"字纹是由 4 条短纹构成的、像"井"字的纹线。这种纹线会逐渐向"米"字纹发展，或出现"井"字纹和"米"字纹同时存在的情况。"井"字纹一般提示人体患有慢性炎症，它表明炎症发生的时间较长，变化很缓慢，但还没发生实质性的变化。

不同区域中"井"字纹的意义

不同区域中的"井"字纹	病理诊断
"井"字纹出现在巽位	提示人体患有胆囊炎，但无结石症状出现
"井"字纹出现在震位	提示人体患有慢性胃炎
坤位出现"井"字纹	若为女性，提示患有泌尿系统❶的感染；若为男性，则提示患有急性前列腺炎
无名指下的7线处出现"井"字纹，且1线延伸到巽位	提示人体的血压偏低
"井"字纹出现在手掌上的肠区内	提示人体患有慢性肠炎
明堂心区的位置出现"井"字纹	提示人体患有心肌缺血或冠心病❷
在食指的根部、生命线的始端以上的区域出现"井"字纹	表示人的身体长期处于疲劳的状态，提示应该适当休息
支气管区出现"井"字纹或白色凸起，或偏红的斑片（块）	提示人体患有支气管炎
在无名指或小指下（掌指关节处）出现"井"字纹，同时出现红色斑点	提示人体可能患有肺炎或肺结核
在土星丘内出现"井"字纹	提示人体患有阵发性头痛，并且头痛带有时间性
10线上出现"井"字纹	提示人体的眼睛处于疲劳状态

"井"字纹的主要病理变化

巽位出现"井"字纹

巽位出现"井"字纹，提示人体患有胆囊炎，但无结石症状出现。

巽位的"井"字纹

震位出现"井"字纹

"井"字纹出现在震位，提示人体患有慢性胃炎。

震位的"井"字纹

坤位出现"井"字纹

坤位出现"井"字纹，若为女性，提示其患有泌尿系统感染；若为男性，则提示其患有急性前列腺炎。

坤位的"井"字纹

7线上出现"井"字纹

无名指下的7线处出现"井"字纹，且1线延伸到巽位，提示人体的血压偏低。

1线延伸到巽位

7线上的"井"字纹

不同形状的"井"字纹

"井"字纹是由4条短纹构成的、像"井"字的纹线，一般提示人体患有慢性炎症。它表明人体患有炎症的时间较长，变化很缓慢，但炎症还没发生实质性的变化。

本节名词

❶ 钙化点

一是代谢后的产物；二是感染与发炎后的痕迹；三是肿瘤在发展过程中因炎性反应而形成的组织变化。

❷ 癫痫

是大脑的神经元出现突发性异常放电，导致短暂的大脑功能障碍的一种慢性疾病。

❸ 偏瘫

即半身不遂，是指身体一侧的上下肢、面肌和舌肌下部的运动障碍。它是急性脑血管病的一种常见症状。

"□"形纹：病情稳定

"□"形纹是由 4 条短线组成的长方形或正方形的纹线。"□"形纹为手术、外伤等多种原因所导致的各种疤痕在掌纹上的表现，有保护和增强手掌上各丘区所提示的疾病向健康、良好的方向发展的功能。

不同区域中"□"形纹的意义

不同区域的"□"形纹	病理诊断
"□"形纹出现在无名指下的1线上	提示人体可能有患肺结核。若"□"形纹出现在1线的中端，表示钙化点❶在肺门部；出现在1线靠近中指的下方，表示钙化点在肺尖部；出现在近小指的下方，则表示钙化点在肺下部
"□"形纹出现在3线的肾区	提示人体曾做过肾结石手术。在肾结石手术后，肾区的"□"形纹应该会慢慢消退，最终消失，这说明肾结石复发的可能性很小；如果"□"形纹没有消退，反而继续加深，提示肾结石很容易复发，要及早预防
"□"形纹出现在中指下的2线上	提示人的头部曾有较严重的创伤，脑部受到过震荡。情况严重的会导致癫痫❷、神志异常、偏瘫❸等；轻者会出现记忆力减退、头痛、头晕等症状
"□"形纹出现在2线的尾端	提示人曾做过腹部的手术。如果手术后此纹一直不消失，反而变深、变清晰，则提示手术部位有粘连，一定要尽快采用外敷药来化解粘连
"□"形纹出现在1线末端的中指下	提示人有家族性食管癌史，是患食管癌的信号
"□"形纹出现在3线的上端	提示人的胸部曾有过挤压伤或曾患过胸膜结核
"□"形纹出现在3线的尾端	提示女性曾做过子宫肌瘤手术、卵巢囊肿手术、子宫内膜异位手术、宫外孕手术或其他癌肿手术
"□"形纹出现在巽位	提示人曾做过胆囊手术

"□" 形纹的主要病理变化

1线上出现"□"形纹

"□"形纹出现在无名指下的1线上，提示人体可能患有肺结核。

1线上的"□"形纹

中指下的2线上出现"□"形纹

"□"形纹出现在中指下的2线上，提示人体的头部曾有较严重的创伤，脑部受到过震荡。

中指下的2线上的"□"形纹

3线的肾区出现"□"形纹

"□"形纹出现在3线的肾区，提示人体曾做过肾结石手术。

3线的肾区的"□"形纹

1线的末端出现"□"形纹

1线末端的中指下出现"□"形纹，提示人有家族性的食管癌史，表示其易患食管癌。

1线末端的"□"形纹

不同形状的"□"形纹

"□"形纹是由4条短线组成的长方形或正方形的纹线。它主要表示人曾有手术和外伤史，或人的病情已稳定，正在恢复健康。

本节名词

❶ 血管性头痛

头痛中最多见的一种类型，因引起头痛的原因来自血管，故名。它分为原发性和继发性的两大类。因头部血管的舒缩功能障碍引起的头痛，被称为原发性血管性头痛；由明确的脑血管疾病所致的头痛，一般被称为继发性血管性头痛。

❷ 增生

生物体某一部分的组织的细胞数目增加，体积扩大的现象。

"米"字纹：脏腑淤滞

"米"字纹多由三四条短纹组成，同时也包括"米"字纹变形的一些纹线。手掌上出现"米"字纹表明人体中的某个脏器存在气滞血淤的现象。

不同区域中的"米"字纹的意义

不同区域的"米"字纹	病理诊断
"米"字纹出现在巽位	提示人体患有胆结石
"米"字纹出现在离位	提示人体存在心肌缺血的症状
"米"字纹出现在震位	提示人体患有胃溃疡
"米"字纹出现在2线的尾端	提示人体易患血管性头痛❶
"米"字纹出现在3线的内侧	提示人体易患心绞痛
"米"字纹出现在拇指的根部	提示人体可能患有颈椎增生❷，而且如果患有此病，手掌的拇指根部会变得僵硬，且有条锁状的隆起物，还有青筋浮起
坎位上出现"米"字纹，离位上和3线的末端同时有"米"字纹	提示人要防止心绞痛和猝死的发生
火星平原上半部，即心区出现"米"字纹	提示人体可能患有急性心肌炎、心绞痛，且表明病程很长，病情较重
木星丘内出现"米"字纹	提示人易患脑膜炎、头崩
"米"字纹出现在3线的肾区或坤位	提示人体可能患有肾结石。提示肾结石的掌纹除了上面提到的特征之外，还常出现暗灰的小点或高低不平的小脂肪颗粒集聚的征象。属于"少纹掌"的人也不能忽视肾结石的发生，此病的发病率很高
心一区、2线、3线的尾部同时出现"米"字纹的现象，被称为"三星高照"	是人体近期出现脑血管意外的重要警告信号，一旦发现这一现象，就要高度警惕中风的突发

"米"字纹的主要病理变化

离位上出现"米"字纹

"米"字纹出现在离位上，提示人体存在心肌缺血的症状。

离位上的"米"字纹

震位上出现"米"字纹

"米"字纹出现在震位上，提示人体患有胃溃疡。

震位上的"米"字纹

巽位上出现"米"字纹

"米"字纹出现在巽位上，提示人体患有胆结石。

巽位上的"米"字纹

2线的尾端出现"米"字纹

"米"字纹出现在2线的尾端，提示人体易患血管性头痛。

2线尾端的"米"字纹

不同形状的"米"字纹

"米"字纹多由三四条短纹组成，此外还包括"米"字纹的各种变形纹。这种纹线主要表明人体内的某个脏器存在气滞血淤的现象。

本节名词

❶ 癫狂

病名。指精神错乱的疾病。出自《灵枢·癫狂》。

❷ 器质性的病变

指由多种原因引起的机体的某一器官或某一组织系统发生的病变，会造成该器官或组织系统的永久性损害。

❸ 脑萎缩

指由于各种原因而导致人体的脑组织本身发生器质性病变而产生萎缩的一类神经性疾病。

"☆"形纹：突发疾病

"☆"形纹是由多条纹线交叉组成的五角星形状的纹线，这种纹线比较少见。"☆"形纹主要反映人体内脑血管的突发病。

"☆"形纹一般常见于 50 ~ 60 岁的老年人。此类人出现偏瘫的概率极高，但预后良好，死亡率较低。

不同区域中的"☆"形纹的意义

不同区域中的"☆"形纹	病理诊断
"☆"形纹出现在3线或2线上	提示人体易患突发性疾病，如癫狂❶、脑伤或缺血性脑血管的意外病变
"☆"形纹出现在离位上	提示人体的心脏本身发生了器质性的病变❷
"☆"形纹出现在2线的尾端	提示人体预防因脑血管意外引起的中风。对中风的诊断不仅要观察掌纹的变化特点，还要观察掌色。患者的手掌多呈点状的红色或紫红色，手掌的大小鱼际上会出现暗红色斑点；拇指根部的纹线增多，色泽青暗；手部的肌肉松软，按压后凹陷且无弹性，这些都是中风的表征
在离位、2 线的尾端和3线的尾端出现"☆ ☆ ☆"形纹（或是"米米米"形纹），即"三星呼应"的现象	提示人体有中风、猝死的可能。"三星呼应"是反映人体的心脑血管疾病的最重要的病理纹，如果在老年人的手上发现这样的病理纹，要高度警惕，及时进行检查，以防止疾病的突然发生
手掌所对应的头区出现"☆"形纹	表明人体的脑部有炎症或脑萎缩❸
2线与3线相交的地方出现"☆"形纹	提示人体已患有心脏病。如果出现颜色上的变化，或者有很多的病理符号套在一起，表明病情危险

"☆"形纹的主要病理变化

3 线上出现"☆"形纹

"☆"形纹出现在 3 线上，提示人体易患突发性疾病。

3 线上的"☆"形纹

离位上出现"☆"形纹

"☆"形纹出现在离位上，提示人体的心脏本身发生了器质性的病变。

离位上的"☆"形纹

2 线的尾端出现"☆"形纹

"☆"形纹出现在 2 线的尾端，提示人体须预防因脑血管意外引起的中风。

2 线尾端的"☆"形纹

三星呼应

在离位、2 线的尾端以及 3 线的尾端出现"☆☆☆"，即"三星呼应"的现象，提示人体有中风、猝死的可能。

离位上的"☆"形纹

2 线尾端的"☆"形纹

3 线尾端的"☆"形纹

不同形状的"☆"形纹

"☆"形纹是由多条纹线交叉组成的五角星形状的纹线。这种纹线主要反映人体内脑血管的突发病。

本节名词

❶ 脂肪肝

指由于各种原因引起的肝细胞内脂肪堆积过多的病变。

❷ 脂肪粒

一种长在人体皮肤上的白色小疙瘩,约针头般大小,看起来像是一粒小白芝麻,一般出现在人的脸上,特别是女性的眼周处。

"○"形纹:外伤的痕迹

"○"形纹的形状就像圆环,而且环心处大多有杂纹,比较少见,需要从整体进行观察才能发现。"○"形纹与人体受到过外伤有关,人体在受过较重外伤后一般可能在掌上显示出"○"形纹。

"○"形纹在手掌上是很少见的,若出现这种纹,提示人体曾受到过软物的撞击,而且撞得较严重,有反弹的可能性。如果是硬物撞击,在人的手掌上就会留下"□"形纹。

不同区域中的"○"形纹的意义

不同区域的"○"形纹	病理诊断
巽位出现不规则的"○"形纹	提示人体患有脂肪肝❶
1线的中部被"○"形纹盖住	提示人体可能患有肺病
手掌上出现"○"形纹,且2线平直、断裂	提示人体可能患有肿瘤
2线上出现"○"形纹	提示人体的头部曾受过伤,与软物较重的撞击有关
手掌上出现"○"形纹	提示人体可能会有旧病复发或者疾病反复发生的情形
手掌上出现包绕着某一部位的,由纹路形成的头尾不相交的半边环形	提示其所出现区域对应的脏腑发生炎性增生
胃2区有"○"形纹被"□"形纹框起来,且胃1区的脂肪粒❷呈现出分布不均匀的状态,胃2区有条状凸起的光滑疤痕	提示人体刚做过胃切除手术

"○"形纹的主要病理变化

巽位处出现"○"形纹

巽位处出现不规则的"○"形纹,提示人体患有脂肪肝。

巽位处的不规则"○"形纹

1 线的中部出现"○"形纹

1 线的中部被"○"形纹盖住,提示人体可能患有肺病。

"○"形纹覆盖 1 线的中部

"○"形纹伴有 2 线断裂

手掌上出现"○"形纹,且 2 线平直、断裂,提示人体可能患有肿瘤。

"○"形纹

2 线平直、断裂

2 线上出现"○"形纹

2 线上出现"○"形纹,提示人体的头部曾受过伤,与人的头部曾受到软物较重的撞击有关。

2 线上的"○"形纹

不同形状的"○"形纹

"○"形纹的形状就像圆环,而且其环心处大多有杂纹。此纹多提示人体曾受到过软物的严重撞击。

❶ 屈光不正

　　指眼在不使用调节时，平行光线通过眼的屈光作用后，不能在视网膜上结成清晰的物像，而在视网膜前方或后方成像的现象。它包括远视、近视及散光。

❷ 肝囊肿

　　通俗地说就是肝脏中的水泡。绝大多数肝囊肿都是先天性的，即因人先天发育的某些异常导致了肝囊肿的形成。

"岛"形纹：肿瘤囊肿

　　"岛"形纹的纹形像一个小岛，其范围有大有小，或独立，或连续，或相套。"岛"形纹在主线上多为恶疾的信号，提示人体中相关脏器的功能障碍，可能有炎症肿块或肿瘤向恶性转化的情况。而且"岛"形纹越小越有病理意义，过大的"岛"形纹只预示其所在区域代表的脏器较虚弱。

不同区域中"岛"形纹的意义

不同区域中的"岛"形纹	病理诊断
1线的始端有"岛"形纹	提示人体患有耳鸣或中耳炎，听力下降
2线的始端出现小的"岛"形纹	提示人体有眩晕的症状
坎位上出现小"岛"形纹	提示人体患有生殖系统肿瘤。女性可能患有子宫肌瘤、输卵管炎症、卵巢囊肿；男性可能患前列腺增生或肿瘤
在无名指下的1线出现小"岛"形纹	提示人的眼睛有屈光不正❶的症状
2线的尾端有较大的"岛"形纹	提示人易脱发
仅4线上出现"岛"形纹	提示人体患有肝囊肿❷（过度疲劳所致）。如果同时再伴有13线、12线、9线和过长的6线，肝区纹线紊乱或胃区僵硬，伴"米"字纹时，提示人体患有肝癌、胃癌、肝损害、萎缩性胃炎等
5线的始端出现小"岛"形纹	提示人体患有痔疮
无名指下，1线与2线之间，即乳腺区出现叶状"岛"形纹	提示人体可能患有乳腺增生
3线尾端的子宫区，在线外有小的"岛"形纹	提示女性可能患有卵巢囊肿
3线尾端的生殖区出现"岛"形纹	提示女性可能患有子宫肌瘤
3线尾端的前列腺区有"岛"形纹	提示男性可能患有前列腺增生

"岛"形纹的主要病理变化

坎位处出现小"岛"形纹

坎位处上出现小"岛"形纹，提示人体患有生殖系统肿瘤。

坎位上的小"岛"形纹

1线上出现"岛"形纹

无名指下的1线上有小"岛"形纹，提示人体的眼睛有屈光不正的症状。

无名指下的1线上的"岛"形纹

2线的始端出现"岛"形纹

2线的始端出现小的"岛"形纹，提示人体有眩晕的症状。

2线始端的"岛"形纹

1线的始端出现"岛"形纹

1线的始端有"岛"形纹，提示人体患有耳鸣或中耳炎，听力下降。

1线始端的"岛"形纹

不同形状的"岛"形纹

"岛"形纹的纹形像一个小岛，其范围有大有小，或独立，或连续，或相套。此纹线多提示人体内的某脏器有炎症肿块或肿瘤向恶性转化的情况。

第四章

常见疾病的诊疗法

繁忙的工作和快节奏的生活使现代人承受了很大的压力，快节奏和紧张的工作致使很多人的身体出现了"亚健康"的状态。不规律的作息和较大的压力影响了我们的身体健康。怎样才能让自己拥有健康的身体和充沛的精力，以最佳的状态面对工作和生活，是我们每个人都应当关心的问题。只有及时发现自身的身体问题，才能有效地减少和控制疾病的发生。本章详细讲解了多种常见疾病的面诊、手诊方法，以及其相对应的手疗法、穴位疗法和药膳调理法。读者可以根据自己的喜好和情况选择适合自己的诊疗方法。

流行性感冒

流行性感冒是指因流感病毒引起的急性呼吸道❶感染，是一种传染性强、传播速度快的疾病。它主要通过空气中的飞沫、人与人之间的接触或与被污染物品的接触来进行传播。

本节名词

❶ 呼吸道

　　是肺呼吸时气流所经过的通道。

❷ 干咳

　　指咳嗽无痰，或痰极少且不易被排出的现象。

❸ 风热感冒

　　是由于风热之"邪"犯表、肺气失和所造成的感冒。

症状

　　病情较轻时干咳❷，流鼻涕；病情较重时呼吸困难、胸闷或咳嗽。舌苔薄黄、质腻，舌尖微红，是风热感冒❸的明显证候。

　　手掌笼罩一层暗灰色，各处青筋浮现，光泽度差，鼻区发青；手掌上气管的部位微凸，色白或灰暗；肺区暗淡或青筋凸起；震位的表层青暗，青筋浮起，触之不平；3 线靠近掌心处有众多胚芽毛状纹。

病因

　　流行性感冒是由流感病毒引起的急性呼吸道传染病。流感病毒有甲、乙、丙 3 种类型。感冒发生的主要原因是体虚，抗病能力减弱等；再加上气候剧变，人体的内外功能不能适应外界环境的变化，"邪气"乘虚由皮毛、口鼻而入，导致感冒。

治疗方法

　　手疗法：第一步，用按法按太渊穴 15 次；第二步，用掐法掐列缺穴 15 次；第三步，用摩法摩肺穴 20 次；第四步，用摩法摩呼吸器官区 30 次。

　　穴位疗法：按摩飞扬穴，可有效缓解流鼻涕、鼻塞等症状。

　　药膳调理法：香菜葱白汤，适用于由风寒感冒引起的头痛、鼻塞等症；苦瓜莲肉汤，适用于由风热感冒引起的发烧、出汗等症。

防治小贴士

　　1. 禁吃咸食。食用咸食易使致病部位的黏膜收缩，加重鼻塞等症状；而且食用过咸的食物容易生痰，刺激致病部位的局部，引起咳嗽加剧。

　　2. 禁食甜、油腻的食物。甜味能助湿，而油腻食物不易被消化，故感冒患者应忌食各类糖果、饮料、肥肉等。

　　3. 禁食辛热食物。辛热食物易伤气灼津，助火生痰，使痰不易被咳出，故感冒患者不宜食用。

流行性感冒的诊病方法

观面诊病

舌苔薄黄、舌尖微红

流鼻涕

咳嗽、呼吸困难

观手诊病

鼻区颜色发青

气管区发白或灰暗，有微微凸起

肺二区暗淡，有青筋凸起

3 线靠近掌心处有众多胚芽毛状纹

流行性感冒的治疗方法

太渊穴
用按法按 15 次

列缺穴
用掐法掐 15 次

肺穴
用摩法摩 20 次

呼吸器官区
用摩法摩 30 次

取穴技巧：
正坐，垂足，稍稍将膝盖向内倾斜，一手的食指、中指并拢，其他手指弯曲，以食指、中指的指腹顺着跟腱外侧的骨头向上摸，小腿肌肉的边缘处即是飞扬穴

飞扬

飞扬穴具有清热安神、舒筋活络的功效。
按摩此穴，可以缓解流鼻涕、鼻塞等症状。

药膳调理法·感冒良方之香菜葱白汤

【原料】香菜 15 克，葱白 15 根，生姜 9 克。

【做法】将上述原料洗净、切碎，一同放入锅中，加清水煎煮 10 分钟，取汁饮用。每日 2 次。

【功效】适用于因风寒感冒引起的头痛、鼻塞等症。

慢性支气管炎

慢性支气管炎是由感染或理化因素等引起的人体的气管、支气管黏膜及其周围组织的慢性炎症。机体的免疫力低下及自主神经❶功能失调对慢性支气管炎的形成及发展亦起到重要作用。

本节名词

❶ 自主神经

有时也叫做"植物神经"，因其不受人的意志支配而得名。它包括脊神经和内脏神经。脊神经由脊髓发出，分布于人体的躯干、四肢，司理运动与感觉；内脏神经由脑和脊髓发出，分布在内脏，控制与调协内脏、血管、腺体等的功能。

症状

患者的鼻尖、双颧处均有红血丝，或耳部的肺区有毛细血管扩张现象。虹膜的一部分及整个球结膜被脂肪状物覆盖，色黄。多见于老年慢性支气管炎患者。

患者的指甲色暗，甲面上出现纵沟，提示气管开始有炎症侵入。中指根部的离位色泽青暗，有黄褐色、发亮、如老茧样的凸起。1 线紊乱，出现羽毛状细纹，手掌的小鱼际兑位处可见纵纹。

病因

慢性支气管炎的病因尚不明了，近年来被认为致病的有关因素如下：

1. 大气污染：如氯、氧化氮、二氧化硫等，对支气管黏膜具有较强的刺激作用。

2. 吸烟：吸烟为慢性支气管炎的最主要的发病因素。

3. 感染：呼吸道感染是慢性支气管炎发病的另一个重要因素。

治疗方法

手疗法：第一步，用按法按劳宫穴 20 次；第二步，用摩法摩鱼际穴 15 次；第三步，用掐法掐肺穴 15 次；第四步，用摩法摩胸腔呼吸器官区 15 次。

穴位疗法：按摩肩中俞穴，可解表宣肺，能够治疗许多呼吸系统疾病，如支气管炎、哮喘、支气管扩张等，对视力减退、肩背酸疼也有很好的疗效。

药膳调理法：南瓜红枣汤对慢性支气管炎具有很好的食疗作用。

防治小贴士

治疗此症时的饮食原则是适时补充必要的蛋白质，如鸡蛋、瘦肉、牛奶、动物肝、鱼类、豆制品等。在寒冷季节应补充一些热量高的肉类食品，以增强人体的御寒能力，也应进食新鲜的蔬菜、瓜果，以确保机体对维生素 C 的需要。

慢性支气管炎的诊病方法

观面诊病

球结膜被脂肪状物覆盖

红血丝

咳嗽、咯痰、喘息

观手诊病

羽毛状细纹

下行纵纹

指甲色暗，甲面上出现纵沟

慢性支气管炎的治疗方法

劳宫穴
用按法按 20 次

鱼际穴
用摩法摩 15 次

肺穴
用掐法掐 15 次

胸腔呼吸器官区
用摩法摩 15 次

取穴技巧：
双手的手心向着颜面，手沿脖颈处伸向背部，小指挨着颈项，则中指指腹所在的位置即是肩中俞穴

　　按摩肩中俞穴，可解表宣肺，能够治疗许多呼吸系统的疾病，如支气管炎、哮喘、支气管扩张等，对视力减退、肩背酸疼也有很好的疗效。

药膳调理法 · 解表宣肺之南瓜红枣汤

【原料】南瓜 500 克，红枣 15 颗，红糖适量。

【做法】将南瓜去皮，切成小块，与红枣、红糖一同加水适量后煮汤服食，每日 1～2 次。

【功效】解表宣肺，对慢性支气管炎有很好的辅助治疗效果。

慢性胃炎

慢性胃炎是胃黏膜上皮遭到各种致病因子的长期侵袭而发生的持续性、慢性炎症；由于黏膜的再生改造，最后导致胃腺体萎缩，并可伴有肠上皮化生❶及非典型性增生的癌前病变❷。

本节名词

❶ 化生

指一种已分化组织转变为另一种分化组织的过程。

❷ 癌前病变

有人将已经癌变的细胞"潜伏"在外观正常的组织中的状态（潜伏癌细胞）称为"癌前病变"，也有人认为它是指有可逆性的增生阶段。概念尚未达成一致，但一般多针对组织细胞化生和显著增生而言，其中也包含独立疾病。

症状

双眼正下方有毛细血管向黑睛走行，舌面有数朵红色斑块，耳部的胃穴区可见点片状的光泽红晕，这些都是提示胃炎的信号。

指甲上出现暗淡的白斑。胃一区有固定的局限性黑色斑块，按压可产生胀痛。肝区青暗不润，有的凹陷无肉，青筋浮起；肾区暗淡无光。明堂发暗，艮位纹理散乱，皮肤粗糙，有椭圆形暗色呈现。3 线呈锁链状，4线中断，不连续。

病因

常见的因素有长期、大量地饮酒和吸烟，饮食无规律，食物过冷或过热，过粗糙、坚硬，饮用咖啡等都易诱发或加重病情。因饮食不卫生所导致的胃黏膜受到幽门螺旋杆菌的感染而出现的慢性胃炎不易痊愈。

治疗方法

手疗法：第一步，用点法点胃肠点 15 次；第二步，在肝胆穴区用擦法擦 20 次；第三步，在劳宫穴用揉法揉 20 次；第四步，在合谷穴用按法按 20 次。

穴位疗法：按摩足三里穴，能够理脾胃，调气血，补虚弱。特别是对急慢性胃炎、胃溃疡、消化不良、胃痉挛、食欲不振，以及急慢性肠炎、便秘、四肢倦怠、神经痛等症的疗效较好。

药膳调理法：灵芝粉蒸肉，可益气，养阴，安神，适用于慢性胃炎、消化不良。

防治小贴士

1. 宜节，饮食应有节律，切忌暴饮暴食及食无定时。

2. 宜洁，注意饮食卫生，杜绝外界的微生物对胃黏膜的侵害。

3. 宜细，尽量进食较精细、易消化、富有营养的食物。

慢性胃炎的诊病方法

观面诊病

毛细血管向黑睛走行

胃穴区有点片状的光泽红晕

舌面上有数朵红色斑块

观手诊病

指甲上出现暗淡的白斑

3 线呈锁链状

4 线中断、不连续

慢性胃炎的治疗方法

合谷穴
用按法按 20 次

肝胆穴区
用擦法擦 20 次

劳宫穴
用揉法揉 20 次

胃肠点
用点法点 15 次

取穴技巧：
正坐，屈膝成 90 度，手心对着髌骨，左手对左腿，右手对右腿，手指向下，无名指的指端处即是足三里穴

按摩足三里穴，可理脾胃，调气血，补虚弱，主治一切胃病。特别是对急慢性胃炎、食欲不振及急慢性肠炎、便秘等症的疗效较好。

药膳调理法·养阴安神之灵芝粉蒸肉

【原料】灵芝 3 克，猪瘦肉 100 克。

【做法】将灵芝研成末，将猪瘦肉洗净，剁成肉酱；再加入灵芝末和调料，拌成肉饼，上笼蒸熟。

【功效】可益气，养阴，安神，适用于慢性胃炎、消化不良。

胃下垂

胃下垂是指胃体下降至生理最低线以下位置的病症，主要是由于长期饮食失节或劳倦过度，致中气❶下降、胃气升降失常所致。患者感到腹胀、恶心、嗳气、胃痛，偶有便秘、腹泻，或交替性腹泻以及便秘。

本节名词

❶ 中气

指中焦的脾、胃、小肠对饮食水谷的消化、吸收、转输、升清降浊等生理功能。

❷ 嗳气

俗称"打饱嗝"，是气从胃中上逆，出咽喉而发出声响，声音长而缓的表现。

❸ 韧带

白色、带状的结缔组织，质坚韧，有弹性，能把骨骼连接在一起，并能固定某些脏器，比如肝、脾、肾等的位置。

症状

鼻梁上出现椭圆状的黄褐斑，提示人体患有胃下垂。一般人体会感到上腹不适，饱胀，恶心，嗳气❷，厌食，便秘等，有时腹部的深部有隐痛感。长期胃下垂者常有消瘦、乏力、站立性昏厥、低血压、心悸、失眠等症状。

中指的指甲上有黑色纵线纹，甲根的皮肤变皱，提示胃下垂较严重。1线在无名指或中指下呈下行弧走，使手掌的碱区增大，提示胃下垂。5线末的顶端出现如羽毛球拍样的长竖"岛"纹，提示胃下垂。

病因

该病的发生多是由于膈肌的悬吊力不足，肝胃、膈胃的韧带❸功能减退而松弛，腹内压下降及腹肌松弛等因素造成的；加上人体的体形或体质等因素，使胃呈"极底低张的鱼钩状"，即为胃下垂所见的"无张力型胃"。

治疗方法

手疗法：第一步，用点法点胃肠点20次；第二步，用揉法揉胃脾大肠区20次；第三步，用按法按关冲穴20次；第四步，用按法按商阳穴20次。

穴位疗法：按摩公孙穴，可理脾胃，调冲脉，治疗腹痛、呕吐、腹泻等症，并可治生理痛、月经不调、颜面浮肿、食欲不振等。

药膳调理法：枳术牛肚汤，可健脾，疏肝，行气，适用于治疗胃下垂。

防治小贴士

治疗胃下垂的关键是增强人体的体质，改善营养，加强对腹部肌肉的锻炼。胃下垂患者的体育锻炼应以气功和医疗体操为主。另外，亦可配合进行散步、慢跑、保健按摩、打太极拳等。练气功时可以躺在床上，以仰卧为主，动作要柔和、轻缓，肌肉放松，保持安静。

胃下垂的诊病方法

观面诊病

失眠、头痛

椭圆状的黄褐斑

恶心、嗳气

观手诊病

1线在中指下呈下行弧走

5线上出现"岛"形纹

胃下垂的治疗方法

关冲穴
用按法按 20 次

商阳穴
用按法按
20 次

胃脾大肠区
用揉法揉 20 次

胃肠点
用点法点 20 次

取穴技巧：
正坐，将左足跷起，放在右腿上。将右手的食指与中指并拢，中指位于足内侧大趾的关节后，则食指所在的位置就是公孙穴

按摩公孙穴可理脾胃，调冲脉，治疗腹痛等症，并可治疗月经不调、颜面浮肿、食欲不振等。

药膳调理法·健脾和胃之枳术牛肚汤

【原料】枳壳 40 克，白术、陈皮、茯苓、生姜各 13 克，牛肚 600 克。

【做法】将牛肚洗净，把诸药装入纱布包；加水同炖至牛肚熟后，去药包；将牛肚取出后切片，再放回锅中；加调料后煮沸即可。

【功效】可健脾和中、疏肝行气，适用于治疗胃下垂。

肠炎

肠炎按病程的长短不同，分为急性和慢性的 2 类。肠炎极为普遍，全世界每年的发病人数有 30 亿～ 50 亿，尤以发展中国家的发病率和死亡率为高，特别是儿童。根据世界卫生组织统计，在发展中国家，感染性腹泻是在儿童中发病率最高的传染病。仅在亚洲、非洲、拉丁美洲地区，每年会夺去约 460 万婴幼儿的生命。

本节名词

❶ 失水

又称"脱水"，实际是指人体体液的丢失，同时也是造成人体新陈代谢障碍的一种症状。

❷ 酸中毒

属内分泌科的疾病。人体体内的血液和组织中酸性物质堆积，其本质是血液中氢离子浓度上升，pH 值下降。

❸ 流质

医疗上指食物是属于液体的，亦指液体的食物。

症状

双鼻孔发红一周者，提示其正患有肠炎。鼻尖突然发青，多为腹痛发作。耳部的大、小肠穴区有点片状充血，红润有光泽，提示人体患有急性腹泻。一般恶心、呕吐、腹痛、腹泻是主要的表现。严重者有发热、失水❶、酸中毒❷、休克等症状。

十指的甲面上有紫色纵线纹，是提示人体内大肠病变的信号。若金星丘处呈青黑色，提示近几天内人体出现了腹泻。3 线靠拇指内侧有细长的"岛"纹样副线，提示人体患有慢性肠炎造成的腹泻。

病因

肠炎的致病菌以痢疾杆菌最为常见，其次为空肠弯曲菌和沙门氏菌。

治疗方法

手疗法：第一步，在肝胆穴区用擦法擦 20 次；第二步，在肾穴处用捻法捻 15 次；第三步，在胃肠点处用捻法捻 15 次；第四步，对关冲穴用捻法捻 15 次。

穴位疗法：按摩大横穴，主治大肠疾病，尤其是对习惯性便秘、腹胀、腹泻等症有很好的调理功效；还可治疗各种急慢性肠炎。

药膳调理法：荷叶茯苓粥，益气健脾，适用于治疗慢性结肠炎。

防治小贴士

1. 痢疾患者的饮食以少油、少纤维质为主；在发病初期只能进食清淡流食来解渴。

2. 排便次数减少后，可喝些肉汤、牛奶、豆浆、蛋花汤汁等流质食物，之后可逐渐吃些清淡的半流质❸食物。

3. 如腹泻完全停止，就可增加对蛋羹、鱼片、碎嫩瘦肉、菜泥等软食品的进食，而且每餐食物的总量也不宜过多，以利于人体消化。

肠炎的诊病方法

观面诊病

双鼻孔发红，鼻尖发青

大、小肠穴区有点片状的充血

恶心、呕吐

观手诊病

艮位青黑色

出现平行于3线的副线

肠炎的治疗方法

关冲穴
用捻法捻15次

肝胆穴区
用擦法擦20次

肾穴
用捻法捻15次

胃肠点
用捻法捻15次

肚脐

取穴技巧：
正坐或仰卧，右手的五指并拢，手指朝下；将拇指放于肚脐处，则小指边缘与肚脐所对的位置就是大横穴。再依此法找出左边对应的穴位

大横穴主治大肠疾病，尤其是对习惯性便秘、腹胀、腹泻、小腹寒痛、肠寄生虫等症有很好的调理功效；按摩此穴可治疗各种急慢性肠炎。

药膳调理法·益气健脾之荷叶茯苓粥

【原料】荷叶1张，茯苓30克，粳米60克。

【做法】将荷叶煎出汁后去渣，用此汁加入茯苓、粳米，同煮为粥。

【功效】益气健脾，适用于脾虚型慢性结肠炎。

便秘

便秘，从现代医学的角度来看不是一种具体的疾病，而是多种疾病的一个症状。由于引起便秘的原因很多，也很复杂，因此，一旦发生便秘，尤其是比较严重的、持续时间较长的便秘，患者应及时到医院检查，以免延误原发病的诊治。应及时、正确、有效地解决便秘的痛苦，切忌滥用泻药。

本节名词

❶ 角膜

位于眼球前壁的一层透明膜，约占纤维膜的前1/6；从后面看角膜呈正圆形，从前面看为横椭圆形。

❷ 冷秘

大便秘结之由于阴寒凝滞的，称为"寒结"，又名"冷秘"。临床表现有唇淡白、口淡、舌苔白滑、小便清，或有肠鸣、腹痛的症状等。

❸ 气秘

指由于气机郁滞，通降失职，使人体内糟粕内停，不能下行所致的便秘。

症状

便秘的一般表现是大便的次数减少，经常 3～5 日或 6～7 日，甚至更久才能大便 1 次。或者虽然大便的次数未减，但是粪质干燥、坚硬、排出困难，并伴有头痛、头晕、腹中胀满、脘闷嗳气、食欲减退、睡眠不安、心烦易怒等症状。

目内眦有波纹状的伸向角膜❶的深色血管，提示人体患有便秘。若太阳穴上方有明显的静脉血管形似蚯蚓团状，为长期便秘所致。

手掌的小鱼际颜色发青，掌根的肾、生殖区位置低陷，青筋隐隐，则为阳气虚衰，寒自内生，运化无力，冷秘❷。伴有隆起，胃区亦晦暗不泽，提示为情志失和，肝脾郁结之气秘❸。3 线上出现支线，提示人体患有便秘。

病因

其病因有燥热内结，津液不足；情态失和，气机郁滞；劳倦内伤，身体衰弱，气血不足等。

治疗方法

手疗法：第一步，用揉法揉合谷穴 20 次；第二步，用揉法揉劳宫穴 20 次；第三步，用揉法揉二间穴 20 次；第四步，用揉法揉肾穴 20 次。

穴位疗法：商曲穴具有清热降温的功效。按摩此穴，对腹痛、泄泻、便秘、肠炎、腹中积聚等不适症状有显著的疗效。

药膳调理法：菠菜猪血汤，可调理大肠，通大便，适用于治疗便秘。

防治小贴士

蜂蜜——良好的通便剂：

蜂蜜 60 毫升，每日早、晚各服 30 毫升，以凉开水冲饮。适用于便秘的老年人、孕妇及习惯性便秘者。

便秘的诊病方法

观面诊病

内眦有波纹状的伸向角膜的深色血管

有形似蚯蚓团状的明显的静脉血管

观手诊病

小鱼际处发青

肾区处的青筋隐隐

3线上出现许多支线

便秘的治疗方法

二间穴
用揉法揉 20 次

合谷穴
用揉法揉 20 次

肾穴
用揉法揉 20 次

劳宫穴
用揉法揉 20 次

取穴技巧：
将食指、中指和无名指并拢，掌心朝内，置于腹部上；将无名指置于肚脐眼处，则食指所在的位置就是商曲穴

商曲穴具有清热、降温的功效。按摩此处，对腹痛、泄泻、便秘、肠炎、腹中积聚等不适症状有显著的疗效。

药膳调理法·调肠通便之菠菜猪血汤

【原料】菠菜 500 克，猪血 280 克。

【做法】将菠菜洗净，切成段，将猪血洗净，切成块；将其一同放入锅内，加水煮沸后加入调料即可。

【功效】可调大肠，通大便，适用于治疗便秘。

神经衰弱

神经衰弱是神经症中的一种。是一种以慢性疲劳、情绪不稳、自主神经功能紊乱，有突出的兴奋和疲劳为临床特征，并伴有躯体症状和睡眠障碍的神经症。在中医学中属于"惊悸❶""不寐""喜忘❷"等病症的范畴。

本节名词

❶ 惊悸

指由于"七情"不节累及于心所导致的，以"惊悸"为主要外兆的心病，属于现代医学中的"心脏神经官能症"。

❷ 喜忘

证名。即善忘、健忘、多忘。指记忆力减退，遇事善忘的一种病症。主要是由于肾气亏虚、心肾不交、心脾两虚、痰浊扰心、淤血痹阻等因素所致。

症状

神经衰弱的症状主要有心情烦躁、易怒、注意力不集中、记忆力减退、失眠、多梦等。此病会影响人正常的生活和工作。

舌尖周围呈锯齿状，提示人体正患有失眠或神经衰弱。耳部的心穴区出现圆形皱褶，提示人体患有神经衰弱。

1线上出现较小的"岛"纹，并向食指的方向增长，延伸，甚至直达食指的根部，即木星丘处。2线出现浅淡状的改变，且在明堂处形成分支；或向其下方延长后，与3线相连，甚至垂向月丘处。

病因

神经衰弱是由于人经历了长期的思想矛盾或精神负担过重，脑力劳动者劳逸结合不当，病后体弱等原因引起的。中医认为此病与人情志内伤、劳神过度或大病、久病之后心肾亏虚、气血不足等有很大关系。

治疗方法

手疗法：第一步，用按法按神门穴5分钟；第二步，用点法点心穴30次；第三步，用点法点肾穴30次；第四步，用掐法掐大脑区3分钟。

穴位疗法：按摩百会穴，有开窍宁神的功效，主治失眠、神经衰弱。

药膳调理法：合欢花茶，解郁理气，养心健脾，适用于治疗神经衰弱。

防治小贴士

神经衰弱的治疗原则是以心理治疗为主，药物治疗为辅，所以患者平时可根据以下措施进行自我调整。

1. 提高心理素质，增强自我情绪的调控能力。

2. 保持良好的情绪，培养广泛的兴趣。

3. 注意睡眠卫生，养成良好的睡眠习惯。

神经衰弱的诊病方法

观面诊病

注意力不集中、记忆力减退

心穴区有圆形皱褶

舌尖周围呈锯齿状

观手诊病

1线过长，至食指根部

1线上有"岛"形纹

2线在明堂处形成分支

神经衰弱的治疗方法

神门穴
用按法按5分钟

心穴
用点法点30次

肾穴
用点法点30次

大脑区
用掐法掐3分钟

取穴技巧：
正坐，举起双手，虎口张开，拇指的指尖碰触耳尖，掌心向头，四指向上。双手的中指在头顶正中相碰触，所在的穴位就是百会穴

　　按摩百会穴有开窍宁神的功效，主治失眠、神经衰弱；还有平肝息风的功效，主治头痛、眩晕、休克、高血压、中风失语、脑贫血、鼻孔闭塞。

药膳调理法·解郁理气之合欢花茶

【原料】合欢花10克，白糖适量。

【做法】将合欢花洗净，放入茶杯中，用沸水冲泡；加入适量白糖，闷泡20分钟即可。

【功效】解郁理气，养心健脾，适用于治疗神经衰弱。

脑动脉硬化

脑动脉硬化是指由于脂质沉积于脑动脉的内壁上，以致人体的脑动脉发生粥样硬化、小动脉硬化、微小动脉玻璃样变等脑动脉变性病变，由此导致慢性、进行性的脑缺血、缺氧，表现为人体出现脑功能障碍、精神障碍和局灶性损害等慢性脑病综合征。

本节名词

❶ 脑回

大脑的表面凹凸不平。凸起的地方被称为脑回，凹下的地方依其深度被称为"沟"或"裂"。

❷ 额叶

是大脑发育中最高级的部分，包括初级运动区、前运动区和前额叶。

❸ 脑卒中

是"脑中风"的学名，是一种突然起病的脑血液循环障碍性疾病，又叫"脑血管意外"。是指患脑血管疾病的患者因各种诱发因素引起了脑内动脉狭窄、闭塞或破裂，从而造成急性脑血液循环障碍的现象。

症状

人体的脑动脉硬化表现为头晕、头痛、记忆力减退、肢体麻木等症状。

人体眼睛的角膜老化，形成老年环；瞳孔变细，色灰，提示脑动脉硬化。耳部的心穴区有环状的皱褶纹，或耳垂处见耳褶征，提示人体出现脑动脉硬化。

1 线出现红变。2 线近末端处可见"米"字纹。3 线的中间处有波浪纹。食指的指甲上出现一条由细小条纹构成的粗凸条纹，若见于左手食指，提示人体右侧的脑动脉有硬化性改变；若见于右手食指，提示人体左侧的脑动脉有硬化性改变。

病因

脑动脉硬化的确切病因目前还不明了，但可以肯定的是，它与糖尿病、高脂血症和原发性高血压等病症有密切的关系。多数患者的脑组织存在不同程度的萎缩现象，整个脑的重量减轻，脑回❶变小，脑沟增宽，尤以额叶❷为甚。大约 70% 的脑卒中❸患者都存在脑动脉硬化的现象。

治疗方法

手疗法：第一步，用按法按劳宫穴 50 次；第二步，用按法按心穴 50 次；第三步，用按法按合谷穴 50 次；第四步，用按法按肾穴 50 次。

穴位疗法：天柱穴是治疗人体头部的疾病的特效穴位。对头痛、颈项僵硬、肩背疼痛、血压亢进、脑溢血、鼻塞等症状具有较好的理疗功效。常按还可增强记忆力。

药膳调理法：首乌泽泻粥，可疏通血管，适用于治疗脑动脉硬化。

防治小贴士

饮食宜清淡，不吃过咸食物和甜食，少摄入动物脂肪，保持低胆固醇的饮食结构；戒除不良嗜好；保持正常体重，坚持适当的体育锻炼。

脑动脉硬化的诊病方法

观面诊病

眼睛的角膜老化，有老年环；瞳孔变细，色灰

心穴区有环状皱褶纹，或耳垂处见耳褶征

观手诊病

3线的中间处有波浪纹

1线出现红变

2线近末端处可见"米"字纹

脑动脉硬化的治疗方法

合谷穴
用按法按50次

心穴
用按法按50次

肾穴
用按法按50次

劳宫穴
用按法按50次

取穴技巧：
正坐，双手举起，抬肘，掌心朝前，向着后头部；指尖朝上，将拇指的指腹置于后头骨正下方的凹处，即大筋外两侧的凹陷处，则拇指的指腹所在的位置即是天柱穴

天柱穴属足太阳膀胱经上的穴位，是治疗人体头部疾病的特效穴位。对头痛、颈项僵硬、肩背疼痛、血压亢进、脑溢血、鼻塞等症状具有较好的理疗功效。常按还可增强人的记忆力。

药膳调理法·疏通血管之首乌泽泻粥

【原料】何首乌、泽泻各15克，粳米80克。

【做法】将何首乌、泽泻研成细末，与粳米一起放入锅中，加入清水，煮成粥。

【功效】疏通血管，适用于治疗脑动脉硬化。

高血压

高血压是一种世界性的常见疾病，世界各国中高血压的患病率高达 10%～20%，并可导致人体的脑血管、心脏、肾脏的病变，是危害人类健康的主要疾病。

本节名词

❶ 胆固醇

又称"胆甾醇"，是一种环戊烷多氢菲的衍生物。它广泛存在于动物体内，尤以在人脑及神经组织中最为丰富，在肾、脾、皮肤、肝和胆汁中的含量也高。其溶解性与脂肪类似，不溶于水，易溶于乙醚、三氯甲烷等溶剂。胆固醇是动物的组织细胞中所不可缺少的重要物质。它不仅参与形成细胞膜，而且是合成胆汁酸、维生素 D 以及甾体激素的原料。

症状

若经常感到头痛，而且很剧烈，同时又伴有恶心作呕，双耳耳鸣，且持续时间较长，就可能是向恶性高血压转化的信号。

耳部的心穴区呈圆点状的白色改变，提示人体患有原发性高血压。虹膜变形，边缘出现金银色的半月环浸润，提示人体患有高血压。

心区及大鱼际部位颜色鲜红，肝区有暗红色线条出现，肾区淡白无光，表明人的情绪急躁、易怒，并伴有心悸、头晕的症状。1 线紊乱，不清晰，纹路深刻，明显易见；2 线的走向平直。

病因

高血压的病因尚未十分明确。一般认为高级神经中枢功能障碍在发病中占据主导地位，体液、内分泌因素、肾脏等也参与发病过程。现代医学研究表明，高血压的病因与高血压家族史、紧张、焦虑、缺少体力劳动、摄入盐分过多、肥胖、吸烟有关。

治疗方法

手疗法：第一步，用揉法揉血压反应区 20 次；第二步，用按法按颈肩穴 20 次；第三步，用掐法掐心肺穴 20 次；第四步，用擦法擦肝胆穴 20 次。

穴位疗法：按摩阴陵泉穴能清脾理热，有利于降低血压。

药膳调理法：香菇鸡汤，适用于治疗高胆固醇❶血症、高血压、动脉硬化。

防治小贴士

远离高血压的 8 字箴言：

低盐——高盐，危害生命的"秘密杀手"。

减肥——体重每减少 1 千克，血压下降 1 毫米汞柱。

减压——保持每一天心情愉快。

限酒——酒精是血压升高的"助推剂"。

高血压的诊病方法

观面诊病

眼睛的虹膜变形，边缘处出现金银色的半月环浸润

心穴区呈圆点状的白色改变

观手诊病

肾区
淡白无光

心区
颜色鲜红

肝区
有暗红色线条出现

2 线的走向平直

1 线紊乱，纹路深刻，被 2 条平行的短线切过

高血压的治疗方法

颈肩穴
用按法按 20 次

心肺穴
用掐法掐 20 次

肝胆穴
用擦法擦 20 次

血压反应区
用揉法揉 20 次

取穴技巧：
正坐，将一脚跷起，置于另一腿上。另一侧的手轻握膝下处，拇指指尖所在的膝下内侧的凹陷处就是阴陵泉穴

阴陵泉穴属足太阴脾经上的穴位，为脾经经气聚集之穴；五行属水，它与水经的肾和膀胱关系密切，能清脾理热，宣泄水液，对通利小便有特效，并有利于降低血压。

药膳调理法·降压良方之香菇鸡汤

【原料】香菇 40 克，鸡肉、盐、姜、葱各适量。

【做法】在鸡肉内加入姜、葱，熬成鸡汤，盛于碗中；加入洗净的香菇及盐等调料，封口后蒸 1 小时即可。

【功效】适用于治疗高胆固醇血症、高血压、动脉硬化。

低血压

低血压是指人体内的体循环动脉压力低于正常的状态。人体正常血压的变化范围很大，它会随着人的年龄、体质、环境因素的不同而有很大变化。对低血压的诊断目前尚无统一标准，一般认为成年人的肢动脉血压低于 90/60 毫米汞柱即为低血压。

本节名词

❶ 昏厥

突然昏倒，不省人事，四肢厥冷，移时苏醒，醒后无失语、偏瘫等后遗症的表现。

❷ 毛细血管

毛细血管连于动、静脉之间，互相连接成网状。其数量很大，除软骨、角膜、毛发上皮和牙釉质外，遍布全身。壁薄，管径较小，血流很慢，通透性大。其功能是利于人体的血液与组织之间进行物质交换。

症状

低血压常于晨起时出现，表现为人在站立时头晕眼花、腿软乏力、眩晕或昏厥❶，昏厥时伴有面色苍白、出汗、恶心、心率改变等。一般表现为头昏、头晕、乏力、心悸、认识功能障碍等。

双目鼻梁内侧的白睛内有条波浪状毛细血管❷向黑睛伸展，提示人体患有低血压。

人的双手掌上的三大主线均浅，提示其体质差，血压偏低。1 线走到食指下的巽位，或无名指下有 2 条干扰线竖切交 1 线，均提示人体的血压不稳定。3 线起点低，弹力差；无名指下的 7 线呈 "井" 字纹符号，均为血压偏低的提示。

病因

一般根据低血压的起病形式分为急性和慢性的两大类。急性低血压是指患者的血压从正常或较高的水平突然且明显地下降；慢性低血压是指人体的血压持续低于正常范围的状态，其中多数与患者的体质、年龄或遗传等因素有关。

治疗方法

手疗法：第一步，用揉法揉中渚穴 20 次；第二步，用揉法揉阳池穴 20 次；第三步，用揉法揉神门穴 20 次；第四步，用掐法掐升压点 15 次。

穴位疗法：按摩太冲穴有平肝，理血，通络之功效，主治头痛、眩晕、失眠等。

药膳调理法：三黄粥，可益气养血，提升血压。

防治小贴士

1. 常淋浴，以加速血液循环，或以冷水、温水交替洗足。

2. 加强营养，多吃易消化的含蛋白质的食物，如鸡蛋、鱼、牛奶等。

3. 早上起床时，应缓慢地改变体位，以防止血压突然下降。

低血压的诊病方法

观面诊病

头晕眼花、眩晕或昏厥

白睛内有一条波浪状的毛细血管

观手诊病

1 线走到食指下的巽位

无名指下有 2 条干扰线竖切交 1 线

3 线的起点低

无名指下呈"井"字纹

低血压的治疗方法

神门穴
用揉法揉 20 次

中渚穴
用揉法揉 20 次

阳池穴
用揉法揉 20 次

升压点
用掐法掐 15 次

取穴技巧：
正坐，垂足，屈左膝，举脚，置于座椅上，臀前；举左手，手掌朝下，置于脚背上，弯曲中指，中指指尖所在的位置就是太冲穴

太冲穴为针灸学上重要的"四关穴"之一，主血，有平肝，理血，通络之效能，主治头痛、眩晕、高血压、失眠、肝炎、黄疸。

药膳调理法·益气养血之三黄粥

【原料】黄芪、熟地黄各 30 克，黄母鸡 1 只，粳米 100 克。

【做法】将黄母鸡洗净，与黄芪、熟地黄一起煮至烂，取汁及肉，放入粳米，煮成粥，最后加调料调味即可。

【功效】益气养血，提升血压。

冠心病

冠心病是"冠状动脉粥样硬化心脏病"的简称，是指因冠状动脉血管发生动脉粥样硬化病变导致心肌缺血、缺氧而引起的心脏病。为冠状动脉硬化导致器官病变的最常见类型。

本节名词

❶ 前驱症状

指疾病发生前的预兆。

❷ 心脏有杂音

指在心音与额外心音之外，在心脏收缩或舒张时，血液在心脏或血管内产生湍流后引起室壁、瓣膜或血管振动时所产生的异常声音。

症状

冠心病一般有 3 种类型。心绞痛型表现为胸骨后有压榨感、闷胀感，伴随明显的焦虑；心肌梗死型表现为梗死发生前一周常有前驱症状❶，如静息和进行轻微的体力活动时发作的心绞痛，伴有明显的不适和疲惫；还有无症状性心肌缺血型。

耳垂部的耳褶征明显，提示人体有心肌梗死的风险。两眉之间的距离大，提示心脏有杂音❷。外眦角呈钩状增生，提示人体患有心血管疾病。

明堂处出现"△"形纹，说明人体患有冠心病，且正向严重的方向发展。3 线的尾端出现"△"形纹，提示人体的心肌缺血，要预防隐性冠心病。

病因

因人体心脏的冠状动脉狭窄、供血不足而引起的心肌功能障碍和（或）器质性病变，又称"缺血性心肌病"。

治疗方法

手疗法：第一步，用掐法掐心悸点 15 次；第二步，用揉法揉劳宫穴20 次；第三步，用点法点心穴 15 次；第四步，用掐法掐急救点 20 次。

穴位疗法：按摩极泉穴，可治疗各种心脏病，以及心胁满痛。

药膳调理法：清炒洋葱，可滋肝益肾，利湿消毒，适用于治疗冠心病。

防治小贴士

患有冠心病的病人牢记 16 字秘诀：

1. 心平气和。冠心病患者最忌脾气急躁，遇事应心平气和。

2. 宽以待人。宽恕别人不仅能给自己带来平静和安宁，也益于疾病的康复。

3. 心胸开阔。冠心病患者对金钱、地位和自己的疾病都要坦然，淡化。

4. 坚持锻炼。通过气功、太极拳等活动增强自身的康复能力。

冠心病的诊病方法

观面诊病

眉间的距离大

耳褶征明显

观手诊病

明堂处出现独立的"△"形纹

3线的尾端出现"△"形纹

冠心病的治疗方法

急救点
用掐法掐 20 次

心穴
用点法点 15 次

心悸点
用掐法掐 15 次

劳宫穴
用揉法揉 20 次

取穴技巧：
正坐，手平伸，举掌向上，屈肘，掌心向着自己的头部；以另一只手的中指按腋窝，腋窝正中的陷凹处就是极泉穴

　　按压极泉穴可治疗各种心脏病以及心胁满痛。长期按压此穴，对臂肘冷寒、肩关节炎、肋间神经痛、心肌炎、心绞痛、心痛、渴而欲饮等病症有很好的调理与保健的作用。

药膳调理法 · 滋肝益肾之清炒洋葱

【原料】洋葱 200 克，葱花少许。

【做法】将洋葱洗净，切成片，放入油锅清炒；加入葱花，佐餐食用。

【功效】可滋肝益肾，利湿解毒，适用于治疗冠心病、高脂血症、高血压。

贫血

贫血是指在人体内循环血液的单位容积内，血红蛋白的含量低于正常值的下限。国内诊断贫血的血红蛋白含量的标准：成年男性低于 12 克 / 分升，成年女性低于 11 克 / 分升，孕妇低于 10 克 / 分升。

本节名词

❶ 钩端螺旋体病

简称"钩体病"，是由致病性钩端螺旋体引起的动物源性传染性疾病。鼠类及猪是该病的主要传染源，在世界范围内流行。

❷ 卒聋

病名。指卒然听力下降，甚或听力丧失的病症。

症状

临床常见患者皮肤苍白、面色无光、呼吸急促、心跳加快、食欲不振、腹泻、闭经、性欲减退等症状。眼外眦现状充血，睑结膜色泽无华，提示人体贫血。

掌心色白，手掌皮肤的皱纹处淡白无光，眼区和肾区的颜色偏白，青筋浮现。肝区有淡青之色，郁结不散。2 线的末端有分叉，且成"八"字形，是提示人体患有贫血的信号。

病因

1. 失血性贫血。失血是贫血最常见的原因，主要有因创伤引起的外出血，内脏破裂导致的内出血，血管肉瘤引起的体腔内出血或外出血等。

2. 溶血性贫血。因血管内溶血的原因，主要有感染，如传染性贫血、钩端螺旋体病❶、附红细胞体病、梨形虫病等。

3. 再生障碍性贫血。一种是再生不良，另一种是再生不能。

治疗方法

手疗法：第一步，用擦法擦神门穴 15 次；第二步，用擦法擦脾胃穴 15 次；第三步，用擦法擦肾穴 15 次。

穴位疗法：按摩足窍阴穴，可治脑贫血、卒聋❷不闻人声等病症。

药膳调理法：参须蒸乌鸡，可益气养血，暖胃温阳，适用于治疗贫血。

防治小贴士

饮食的营养要合理，食物必须多样化，食谱要广，不应偏食，否则会因某种营养素的缺乏而引起贫血。饮食应有规律，有节制，严禁暴饮暴食。多吃含铁丰富的食物，如猪肝、猪血、瘦肉、奶制品、豆类、粳米、苹果、绿叶蔬菜等。忌食辛辣、生冷、不易消化的食物。

贫血的诊病方法

观面诊病

外眦现状充血，
睑结膜色泽无华

观手诊病

肝区青暗无光

眼区青筋浮现

肾区青筋浮现

2 线上有"八"
字形分叉

贫血的治疗方法

脾胃穴
用擦法擦 15 次

肾穴
用擦法擦
15 次

神门穴
用擦法擦 15 次

取穴技巧：

正坐，垂足，抬左
足，跷置于座椅
上；伸左手，轻握
左脚的脚趾，四指
在下，弯曲拇指，
用指甲垂直、轻轻
掐按的穴位处即
是足窍阴穴

按摩足窍阴穴对治疗头痛、心烦、手足烦热、
汗不出等病症有特效；又可治脑贫血、咽喉肿痛、
失眠、多梦、热病、卒聋不闻人声等病症。

药膳调理法·益气养血之参须蒸乌鸡

【原料】乌骨鸡 1 只，参须 20 克。

【做法】将鸡处理干净，将参须切成小段，一起放入碗中，加入调料和水，上笼蒸熟即可。

【功效】益气养血，暖胃温阳，适用于治疗贫血、虚弱及冬天手脚冰凉。

癫痫

癫痫是指人体脑部兴奋性过高的神经元❶突然、过度地重复放电，导致脑功能突发、暂时性紊乱的现象。临床表现为短暂的感觉障碍、肢体抽搐、意识丧失或植物神经功能异常。

本节名词

❶ 神经元

又称"神经组织"，是构成人体的神经系统结构和功能的基本单位。

❷ 强直

指人体的颈项、肢体僵硬，活动不自如。是痉病、破伤风、痫症等病症的主要症状。

❸ 肌阵挛

又称"west综合征"，是人体在婴儿时期所特有的一种癫痫，发病年龄较早，具有特殊的痉挛形式。可表现为头、颈、肢体或躯干肌肉突然之间的单次抽动；有时仅为一块肌肉或某些肌群的抽动；抽动后立即松弛。

症状

全身强直❷，阵挛发作（大发作），突然意识丧失，继之先强直，后阵挛性痉挛发作。常伴有尖叫、面色青紫、尿失禁、舌咬伤、口吐白沫等症。失神发作（小发作），突发性精神活动中断，意识丧失，可伴肌阵挛❸。

1、2、3线变浅，掌部细纹少；2、3线呈锁链状；2线上有明显的2个"十"字纹，提示是由头痛引发的癫痫。

病因

1. 遗传因素。在一些有癫痫病史，或有先天性中枢神经系统，或心脏畸形的患者的家族中容易出现癫痫。

2. 脑损害与脑损伤。人体的胚胎在发育时受到病毒感染、放射线照射或由其他原因引起的胚胎发育不良可引起癫痫。

治疗方法

手疗法：第一步，用摩法摩心穴20次；第二步，用揉法揉关冲穴20次；第三步，用揉法揉中冲穴20次；第四步，用揉法揉阳谷穴20次。

穴位疗法：按摩申脉穴，有活血通络、宁神止痛的功效，是治疗头痛、癫痫、腰腿酸痛、目赤肿痛、失眠等症状的特效穴位。

药膳调理法：胡椒蚯蚓炖黄豆，可祛风、止痛，适用于治疗癫痫。

防治小贴士

1. 在某些罕见的病例中，缺乏维生素 B_6 和维生素 D 可促使患者的癫痫发作。应常吃肉、全谷类、豆类和一些动物制品，尤其是乳酪和添加营养素的牛奶。

2. 某些矿物质对部分患者有帮助，镁（大量存在于全麦面粉、小米、鱼、坚果和豆类中）、锌（存在于肉、家畜的内脏、麦芽、牡蛎和小扁豆中）和钙（主要存在于牛奶和乳制品中）可多补充。

癫痫的诊病方法

观面诊病

面色青紫

舌咬伤、
口吐白沫

观手诊疗

3线呈锁链状

2线呈锁链状

2线上有2条明
显的"十"字纹

癫痫的治疗方法

关冲穴
用揉法揉20次

阳谷穴
用揉法揉20次

中冲穴
用揉法揉20次

心穴
用摩法摩20次

取穴技巧：
正坐，垂足，将要
按摩的脚稍向身体
的斜后方移至身体
的侧边，脚跟抬起。
用同侧手，四指在
下，掌心朝上，扶
住脚跟的底部。拇
指弯曲，指腹置于
外脚踝直下方的凹
陷中，则拇指所在
的位置即是申脉穴

申脉穴属足太阳膀胱经上的穴位。按摩此处，具有活血通络、宁神止痛的功效，是治疗头痛、眩晕、癫痫、腰腿酸痛、目赤肿痛、失眠等症状的特效穴位。

药膳调理法·祛风镇静之胡椒蚯蚓炖黄豆

【原料】黄豆500克，白胡椒30克，蚯蚓（干品）60克。

【做法】将以上材料加适量清水，炖煮至水干，取出黄豆，晒干，放入瓶中贮存，每次食用黄豆20～30粒。

【功效】可祛风、镇静、止痛，适用于治疗癫痫。

糖尿病

糖尿病是人体中的一种常见的内分泌代谢病，其基本病理、生理改变为绝对或相对性**胰岛素❶**分泌不足所引起的代谢紊乱，其特征为高血糖、糖尿、**葡萄糖耐量❷**降低及胰岛素释放试验异常。

本节名词

❶ 胰岛素

由胰岛 β 细胞受内源性或外源性物质，如葡萄糖、乳糖、核糖、精氨酸、胰高血糖素等的刺激而分泌的一种蛋白质激素。胰岛素是机体内唯一能降低血糖的激素，也是唯一能同时促进糖原、脂肪、蛋白质合成的激素。

❷ 葡萄糖耐量

指机体对血糖浓度的调节能力。

症状

临床以高血糖为主要标志，常见症状有多饮、多尿、多食以及消瘦等。人体满口的牙齿松动，应积极防治糖尿病的发生。耳部的内分泌穴区、胰胆穴区可见红色斑点或片状色斑，提示人体患有糖尿病。

肺二区颜色鲜红，按之不易退去，为以多饮、烦渴为主的上消化道的症状。胃一区温热、潮红，则是多食善饥的中消化道的症状。肾区苍白不泽，为尿频、尿多的下消化道的症状。皮肤区干燥，3 线上有障碍线介入或出现"岛"形纹；乾位色暗，伴有方形纹。

病因

1. 自身免疫系统缺陷。糖尿病患者血液中的异常自身抗体会损伤人体胰岛中分泌胰岛素的 β 细胞，使之不能正常分泌胰岛素。

2. 遗传因素。目前研究提示，人体的遗传缺陷是糖尿病的发病基础，这种遗传缺陷表现在人体第六对染色体的 HLA 抗原异常上。

3. 病毒感染可能是糖尿病的诱因。

治疗方法

手疗法：第一步，用揉法揉大陵穴 20 次；第二步，用揉法揉腕骨 20 次；第三步，用摩法摩胃肠点 20 次；第四步，用揉法揉肾穴 20 次。

穴位疗法：按摩阳池穴，对糖尿病、子宫不正等病症有很好的调理、保健效能。

药膳调理法：黄豆排骨汤，可健脾补虚，适用于治疗糖尿病。

防治小贴士

1. 少吃：积极控制饮食，按量吃；有意识地多吃粗粮，保持标准体重。

2. 勤动：每天坚持有氧运动，坚持对身体的按摩。

糖尿病的诊病方法

观面诊病

分泌穴区、胰胆穴区可见红色斑点或片状色斑

消瘦

满口牙齿松动

观手诊病

肾区
苍白不泽

胃一区
颜色潮红

肺二区
颜色鲜红

3线上有
"岛"形纹

乾位处有方形纹

糖尿病的治疗方法

大陵穴
用揉法揉20次

腕骨
用揉法揉20次

肾穴
用揉法揉20次

胃肠点
用摩法摩20次

取穴技巧：
正坐，手平伸，屈肘向内，翻掌，掌心向下；用另一手轻握手腕处，四指在下，拇指在上；弯曲拇指，以指尖垂直按手腕横纹的中点处的穴位即是阳池穴

　　按摩阳池穴可治疗腕关节及其周围软组织的风湿，以及腕痛无力、肩臂痛不得举等症状。按摩该穴对糖尿病、子宫不正等病症有很好的调理、保健功效。

药膳调理法·健脾补虚之黄豆排骨汤

　　【原料】黄豆100克，猪排骨150克。

　　【做法】用清水浸泡黄豆，将排骨洗净，剁成块，一同放入砂锅中，加水，用小火煮至熟，加入调料后佐餐食用。

　　【功效】可健脾补虚、润燥消水，适用于治疗糖尿病。

尿路感染

尿路感染通常是指泌尿系统受细菌的直接侵犯而引起的炎症性病变。此病以受大肠杆菌侵犯而感染最为常见，也有由副大肠杆菌、变形杆菌、葡萄球菌等引起感染的情况。

本节名词

❶ 肾盂

人体肾脏的一部分，是圆锥形的囊状物，下端通输尿管。

❷ 膀胱

六腑之一，位于下腹前部的中央，呈囊状。其主要功能是贮存水液，经气化后排出尿液。

症状

1. 急性肾盂❶肾炎。起病急骤，人体出现寒颤，畏寒，发热，全身不适，头痛，乏力，食欲减退，恶心，呕吐，腰痛，肾区不适的现象。

2. 慢性肾盂肾炎。慢性肾盂肾炎发作时的表现可与急性肾盂肾炎一样，但通常要轻得多，甚至人体无发热、全身不适、头痛等表现。

3. 膀胱❷、尿道炎。尿频、尿急、尿痛、膀胱区疼痛。

手掌的小鱼际颜色发青。膀胱一区出现片状红晕或呈白色，肾区颜色发青或有青筋浮现，表明人体易患膀胱、泌尿系统疾病。手心温度突然升高，坤位青筋浮起，提示人体患有急性肾盂肾炎，并有全身的症状。1线呈链状，2线的末端出现羽毛样干扰纹，提示人体患有尿路感染。

病因

尿路感染是细菌直接侵袭所引起的。

治疗方法

手疗法：第一步，用按法按肾穴 20 次；第二步，用按法按命门穴 20次；第三步，用按法按生殖区 20 次；第四步，用按法按太渊穴 20 次。

穴位疗法：按压关元穴，对人体的腹泻、腹痛、痢疾、小便不利、尿闭、尿路感染、尿路结石、肾炎等病症有较好的调理、保健功效。

药膳调理法：患慢性肾盂肾炎者，宜食用豆制品、黑枣、南瓜等食物。豆浆桑叶汤亦适用于此病的患者。

防治小贴士

1. 重视身心调节。平时要多参加一些体育活动，如快步走、慢跑等，以增强体质，改善人体的防御能力，从而减少细菌侵入人体的机会。

2. 保持阴部清洁。女性要做到每日用温开水清洗外阴部。男性包皮过长也容易引起尿路感染，必须每日清洗，保持干净。

尿路感染的诊病方法

观面诊病

发热、头痛、乏力

恶心、呕吐

观手诊病

肾区青筋浮现

膀胱一区出现片状红晕

小鱼际颜色发青

1 线呈锁链状

2 线的末端出现羽毛样干扰纹

尿路感染的治疗方法

肾穴
用按法按 20 次

命门穴
用按法按 20 次

生殖区
用按法按 20 次

太渊穴
用按法按 20 次

取穴技巧：
正坐，双手置于小腹上，掌心朝下，左手的中指指腹所在位置的穴位就是关元穴

　　关元穴具有培肾固本、调气回阳之效能。长期按压此穴，对腹泻、腹痛、痢疾、小便不利、尿闭、尿路感染、尿路结石、肾炎等病症有较好的调理和保健功效。

药膳调理法 · 豆浆桑叶汤

【原料】鲜桑叶 15 片，豆浆 400 毫升，白糖适量。

【做法】将鲜桑叶、豆浆一同煮，煮沸后取汤，加入适量白糖调服。

【功效】适用于治疗慢性肾盂肾炎。

痔疮

痔疮是人体内直肠末端的黏膜下和肛管皮下的静脉丛发生扩张、曲张所形成的静脉团，以成年人多见。由于痔疮发生的部位不同，可分为内痔、外痔和混合痔。除了部位不同外，其发生的原因和治法均相同。

本节名词

❶ 系带

　　一种作为支持或限制用的连接性的膜皱襞。

❷ 静脉瓣

　　人体的全身中除内脏、脑和头颈部的大多数器官的静脉中无静脉瓣膜外，其余各部位的静脉都具有防止血液逆流的瓣膜，即静脉瓣。

症状

　　上口唇内的**系带**❶上有小肉结赘生物，提示人体患有痔疮。眼睛的白睛外下方有向上走行的毛细血管，提示人体患有内痔。

　　3线内侧有向下的羽毛状分支，或3线上有细长的"岛"形纹，提示人体患有痔疮。

病因

　　1. 解剖学上的原因：人在站立或取坐位时，由于肛门直肠位于下部，出于重力和脏器的压迫，静脉向上回流时颇受阻碍。直肠静脉及其分支缺乏**静脉瓣**❷，导致血液不易回流，容易淤积。

　　2. 职业关系：人久站或久坐，长期负重远行，都会影响人体静脉的回流，使盆腔内血流缓慢或腹内脏器充血，引起痔静脉过度充盈，使血管容易在淤血时扩张。

　　3. 局部刺激和饮食不节：肛门部受冷，受热，便秘，腹泻，过量饮酒和多吃辛辣食物，都可刺激肛门和直肠，使痔静脉丛充血，影响静脉的血液回流，以致静脉壁的抵抗力下降。

治疗方法

　　手疗法：第一步，用揉法揉会阴点20次；第二步，用揉法揉大肠穴20次；第三步，用揉法揉胃脾大肠区20次。

　　穴位疗法：长强穴有通任督、调肠腑的功能，是通大便，治疗便秘，止腹泻的有效穴位，主治肠炎、腹泻、痔疮、便血、脱肛。

　　药膳调理法：在日常饮食中要多吃水果和蔬菜，少吃刺激性的食物。无花果炖猪瘦肉可健胃利肠，适用于治疗痔疮、慢性肠炎。

痔疮的诊病方法

观面诊病

眼睛的白睛外下方有向上走行的毛细血管

上口唇内的系带上有小肉结赘生物

观手诊病

3 线的内侧有向下的羽毛状分支

3 线上有细长的"岛"形纹

痔疮的治疗方法

会阴点
用揉法揉 20 次

大肠穴
用揉法揉 20 次

胃脾大肠区
用揉法揉 20 次

取穴技巧：
正坐，上身前俯，伸左手至臀后，左手中指所在位置的穴位就是长强穴

按摩长强穴有促进人体的直肠收缩的作用，对通大便，治疗便秘，止腹泻有良好效果；又可通任督，调肠腑，主治肠炎、腹泻、痔疮、便血、脱肛。

药膳调理法·健胃利肠之无花果炖猪瘦肉

【原料】无花果 60 克，猪瘦肉 100 克。

【做法】将猪瘦肉洗净，切成块，与无花果一同放入砂锅中，加入水，用小火炖熟；去掉无花果，加入调料即可。

【功效】健胃利肠，适用于治疗痔疮、慢性肠炎。

腰痛

腰痛是指患者自觉腰部的一侧或两侧疼痛，或疼痛连及背脊，或疼痛连及尻骶，或痛感连及股胯，或牵引腿部疼痛的一种病症。

本节名词

❶ 骨刺

指人体的关节因种种原因造成软骨的磨损、破坏，并促成骨头本身的修补、硬化与增生，是一种自然老化的现象。

❷ 产褥期

即俗称的"坐月子"，在医学教科书上被称为"产褥期"。

症状

老年人因关节老化引起的腰痛多是下背部疼痛和僵硬，一般夜间或晨起时加重，稍稍活动后减轻，但活动过多或劳累后症状也会加重，天气寒冷或潮湿时疼痛也常加重。青年人发生腰扭伤后会引起腰痛剧烈，不敢咳嗽及深呼吸，重者不敢站立，多伴有压痛点。而因软组织损伤引起的腰痛多为隐痛、胀痛、酸痛。

人体的眉毛内生有黑痣者，提示易患腰痛。耳部的腰骶椎穴区处有隆起变形，呈结节状改变的现象，提示人体的腰椎出现退行性病变。

腰椎区出现凌乱的"十"字纹，提示人体患有因腰椎增生引起的腰痛。过分延长的 11 线下垂到腰椎区，提示人体患有因肾虚引起的腰痛。

病因

由于腰椎间盘突出、腰肌劳损、腰椎增生、腰椎管狭窄，以及患有生殖器官疾病等均会引起腰痛。罹患风湿、类风湿性关节炎等症的女性，多因在月经期、分娩和产后受"风、湿、寒"的侵袭，导致脊椎长骨刺❶而诱发腰痛。此外，妇女在孕期及产褥期❷劳累也会引发腰痛。

治疗方法

手疗法：第一步，用点法点腰脊点 20 次；第二步，用点法点腰痛点 20 次；第三步，用点法点坐骨神经点 20 次；第四步，用摩法摩太渊穴 20 次。

穴位疗法：按摩委中穴，对治疗腰、背、腿部的各种疾病有良好的效果。

药膳调理法：独活乌豆汤，适用于治疗腰膝疼痛。

防治小贴士

孕妇为了防止腰痛，应做到以下几点：

1. 最好扎腹带或孕妇专用腰带来支撑腰部。

2. 避免迅速起立。站起来时，要用手扶着桌子或椅子。

腰痛的诊病方法

观面诊病

眉毛内有黑痣

耳部的腰骶椎穴区处有隆起变形，呈结节状改变的现象

观手诊病

腰椎区有凌乱的"十"字纹

11 线延长到腰椎区

腰痛的治疗方法

腰脊点
用点法点20次

坐骨神经点
用点法点 20 次

腰痛点
用点法点 20 次

太渊穴
用摩法摩 20 次

取穴技巧：
端坐，垂足，双手轻握大腿的两侧，拇指在上，其余 4 指在下，食指放于膝盖里侧、腿弯中央，食指所在的位置即委中穴

委中穴对治疗腰、背、腿部的各种疾病，如腰腿无力、腰痛、腰连背痛、腰痛不能转侧等病症有良好的效果。

药膳调理法·通络止痛之独活乌豆汤

【原料】独活 12 克，乌豆 60 克，米酒适量。

【做法】将乌豆泡软后与独活一同置于砂锅中，加水 2000 毫升，用小火煮至剩 500 毫升，去渣取汁，兑入米酒，每日分 2 次温服。

【功效】通络止痛、祛风除湿，适用于治疗风湿性关节炎、腰膝疼痛。

颈椎病

颈椎病又称"颈椎综合征"，是一种以颈椎的退行性病理改变为基础的疾病，是颈椎骨关节炎、增生性颈椎炎、颈神经根❶综合征、颈椎间盘❷突出症的总称。

本节名词

❶ 神经根

泛指周围的神经与脑或脊髓的连接部位。

❷ 椎间盘

是位于人体脊柱的两椎体之间，由软骨板、纤维环、髓核组成的一个密封体。

❸ 棘突

脊椎髓弓中央的刺状或棱鳞形的背部隆起部分。

症状

主要症状是人体的头、颈、肩、背、手臂酸痛，脖子僵硬，活动受限。肩背部沉重，上肢无力，手指发麻，手握物无力，也可能出现眩晕或心悸。

耳部的颈椎穴区出现稍隆起的结节，提示人体患有颈椎病。眼睛上部有深色、弯曲的血管，提示人患有颈项痛。

左手的颈椎区内有"十"字纹。命运线上有菱形纹。手背的颈椎区内有暗褐色或咖啡色斑点。

病因

颈椎病通常是由神经根受到刺激和压迫而引发的疾病。从中医上讲，颈椎病属于颈部"伤筋"，主要是由于人体积劳成伤、气血阻滞、损伤肝肾，使经脉失养、筋骨失利而成。由于人体长期低头工作，姿势不当或者急速冲撞所造成的颈部伤害等急、慢性损伤，颈椎退化改变，颈部外伤和慢性酸痛，是引起颈椎病的主要原因。

治疗方法

手疗法：第一步，用掐法掐颈项点 20 次；第二步，用掐法掐肩点 20 次；第三步，用揉法揉头穴 20 次；第四步，用揉法揉颈肩穴 20 次。

穴位疗法：按摩列缺穴，主治头部、颈项的各种疾病。

药膳调理法：补肾猪髓汤，可补肾骨、益精髓，适用于治疗颈椎病。

防治小贴士

1. 每天坚持做颈部前倾、后仰、左右旋转的动作 1 ~ 2 次，每天坚持做 10 分钟。

2. 睡觉时保持良好的睡眠姿势，枕头的高度应以 10 厘米左右为宜；最好采用质地柔软的元宝型枕头，以便维持人体的颈椎棘突❸向前的生理弧度。

颈椎病的诊病方法

观面诊病

眼睛的上部有深色、弯曲的血管

耳部的颈椎穴区处出现稍隆起的结节

观手诊病

左手的颈椎区内有"十"字纹

命运线上有菱形纹

颈椎病的治疗方法

颈肩穴
用揉法揉20次

头穴
用揉法揉20次

肩点
用掐法掐20次

颈项点
用掐法掐20次

取穴技巧：
两手的拇指张开，两虎口接合成交叉形；再用右手的食指压在左手桡骨的茎状突起的上部，食指尖到达的凹陷的位置就是列缺穴

按摩列缺穴，主治人体头部、颈项的各种疾病，对任何热病均具有退热卓效。现代常将其用于治疗感冒、支气管炎、神经性头痛、落枕、腕关节及其周围软组织的疾病等。

药膳调理法·壮骨益精补肾之猪髓汤

【原料】猪骨髓1条，补骨脂10克，杜仲15克。

【做法】将猪骨髓洗净，与补骨脂、杜仲一起放入砂锅中，加水煮2小时，取汤调味后饮用。

【功效】补肾壮骨、益精填髓，适用于治疗颈椎病、骨质增生。

湿疹

　　湿疹是人体最常见的一种急性或慢性的炎症性皮肤病，主要表现为皮肤剧烈瘙痒，皮损多形性、对称分布，有渗出倾向、属慢性病程、易反复发作等特点，在任何年龄、人体的任何部位都可能发生。湿疹的病因尚不十分清楚，一般认为它与过敏或神经功能障碍等多种内外因素有关。

本节名词

❶ 过敏性体质

　　一般是将易发生过敏反应和患过敏性疾病而又找不到发病原因的人的体质称为"过敏性体质"。具有过敏性体质的人可出现各种不同的过敏反应及患上过敏性疾病，如有的患上湿疹、荨麻疹，有的患上过敏性哮喘，有的则对某些药物特别敏感，可患上药物性皮炎，甚至剥脱性皮炎。

症状

　　皮肤出现阵发性巨痒，由于洗澡、饮酒、被窝过暖及精神紧张导致瘙痒更严重，有时影响睡眠。急性湿疹的损害多形性，有复发和发展成慢性湿疹的倾向。慢性湿疹的损害常为局限性，边缘较清楚，皮肤有显著浸润和变厚的现象。人体的脸颊、耳前处的皮肤有渗液、皮损并发痒的情况，为患有颜面湿疹。

　　掌纹上的 9 线出现点断性连续，提示人体具有**过敏性体质❶**。两条 9 线重叠在一起，形成 2 层，或者只有一条 9 线，但很粗壮。

病因

　　外因主要包括染料、药物、油漆、肥皂、洗衣粉、化妆品等各种化学物质的刺激，日光、紫外线、寒冷、炎热、干燥、潮湿，以及动物皮毛、羽绒、玻璃丝等物质的物理刺激也可引起湿疹。

　　人体内胃肠功能紊乱，患有肠寄生虫病、慢性酒精中毒、新陈代谢障碍、内分泌功能失调等慢性疾病或者精神紧张、失眠、疲劳等情绪因素都可引起湿疹。

治疗方法

　　手疗法：第一步，用按法按合谷穴 20 次；第二步，用按法按二间穴 20 次；第三步，用按法按肝胆穴 20 次；第四步，用按法按心肺穴 20 次。

　　穴位疗法：按摩大椎穴，有解表通阳、清脑宁神之功效，对退热有良好效果。主治感冒、肩背痛、头痛、咳嗽、气喘、中暑、支气管炎、湿疹、血液病、荨麻疹等。

　　药膳调理法：芹菜炒肉丝，可清热化湿、解毒，适用于治疗湿疹。

湿疹的诊病方法

观面诊病

观手诊病

9线出现点断性连续，提示人体具有过敏性体质

皮肤有渗液、皮损并发痒

两条9线重叠在一起，形成2层，或者只有一条9线，但很粗壮

湿疹的治疗方法

心肺穴
用按法
按20次

肝胆穴
用按法按20次

二间穴
用按法按20次

合谷穴
用按法按20次

取穴技巧：
正坐或俯卧，伸左手，由肩上反握住对侧的颈部，虎口向下，四指扶右侧的颈部，指尖向前，拇指的指腹所在位置的穴位就是大椎穴

按摩大椎穴有解表通阳、清脑宁神之功效，对退热有良好效果。主治感冒、肩背痛、头痛、咳嗽、气喘、中暑、支气管炎、湿疹、血液病、荨麻疹等。

药膳调理法·解毒良方之芹菜炒肉丝

【原料】芹菜250克，猪瘦肉50克。

【做法】将芹菜洗净，切成段，将瘦肉洗净，切成丝，锅内加油，放入瘦肉丝，稍炒，加入芹菜，炒熟，最后加入调味料即可。

【功效】可清热化湿、解毒，适用于治疗湿疹。

荨麻疹

荨麻疹俗称"风疹块"，是一种常见的过敏性疾病。根据临床诊断要点可分为寻常荨麻疹、寒冷性荨麻疹、日光性荨麻疹等。现代医学中认为进食虾、蛋、奶，接触荨麻❶，吸入花粉、灰尘，蚊虫叮咬，寒冷刺激及药物过敏等都可导致荨麻疹的发生。

本节名词

❶ 荨麻

一种多年生的草本植物。其茎叶上的蜇毛有毒性，人及猪、羊等动物一旦碰上就如蜂蛰般疼痛难忍。它的毒性使皮肤接触后立刻产生刺激性皮炎，如瘙痒、红肿等。

❷ 风团

发生于皮肤表面的斑丘状疹子，让人感到瘙痒，大小不一，常堆累成团块，连成片。骤然发生，或迅速消退而不留痕迹。

症状

临床主要表现为皮肤上突然出现成块、成团的风团❷，异常瘙痒。如发于人体的咽喉处，可致呼吸困难；发于肠胃，可致恶心、呕吐、腹痛等症。耳部的三角区靠外处常有皮屑，提示人体患有慢性皮肤病，多为荨麻疹。

人体掌纹中的9线出现点断性连续，提示人体具有过敏性体质。两条9线重叠在一起，形成2层，或者仅有一条9线，但很粗壮。

病因

对一些人来说，鱼、虾、蟹、蛋类等食物或具有某些香料的调味品都会引起荨麻疹。青霉素、磺胺类、呋喃唑酮、血清疫苗等药物有时会通过免疫机制导致荨麻疹。病毒（如流行性感冒病毒、肝炎病毒）、细菌（如金黄色葡萄球菌）、真菌和寄生虫（如蛔虫）等感染也会引起荨麻疹。

治疗方法

手疗法：第一步，用摩法摩胃脾大肠区20次；第二步，用揉法揉肺穴20次；第三步，用揉法揉后溪穴20次；第四步，用揉法揉合谷穴20次。

穴位疗法：按摩风门穴可预防感冒，并对头颈痛、胸背痛、荨麻疹、呕逆上气等病症有很好的保健和调理作用。

药膳调理法：茯苓木瓜汤，适用于荨麻疹患者。

防治小贴士

1. 得了荨麻疹后，不要抓感染部位，也不要热敷。
2. 多吃新鲜蔬菜和水果。多吃葡萄、绿茶等碱性食物。
3. 出游时可戴口罩来预防传染。

荨麻疹的诊病方法

观面诊病

耳部的三角区常有皮屑

呼吸困难、恶心、呕吐

观手诊病

9线出现点断性连续的现象，提示人体具有过敏性体质

两条9线重叠在一起，形成2层，或者仅有一条9线，但很粗壮

荨麻疹的治疗方法

后溪穴
用揉法揉20次

合谷穴
用揉法揉20次

胃脾大肠区
用摩法摩20次

肺穴
用揉法揉20次

取穴技巧：
正坐，头微向前俯，双手举起，掌心向后，并拢食指和中指两指，其他手指弯曲，越过肩伸向背部；将中指的指腹置于大椎穴下第二个凹洼（第二胸椎与第三胸椎间）的中心，则食指指尖所在的位置即是风门穴

按摩风门穴，可预防感冒，并对头颈痛、胸背痛、荨麻疹、呕逆上气等病症有很好的保健和调理作用。

药膳调理法·茯苓木瓜汤

【原料】土茯苓40克，木瓜20克，米醋适量。

【做法】将所有原料一同放入锅中，加水后煎成汤即可。

【功效】适用于荨麻疹患者。

痤疮

痤疮又称"青春痘"，是一种毛囊皮脂腺的慢性炎症，好发于人体的颜面、胸背，表现为粉刺、丘疹、脓疱、结节、囊肿等。多见于 15 ~ 30 岁的青年之中，男多于女。

本节名词

❶ 丘疹

高出皮肤表面的丘形小疹，呈界限性突起；疹色可与皮肤的颜色相同，亦可发红。

❷ 脓疱

指含有脓液的疱疹。

❸ 囊肿

是一种良性疾病。它是长在人体表面或体内某一脏器上的囊状的良性包块，其内容物的性质是液态的。

症状

初起皮损多为位于毛囊口的粉刺，分白头粉刺和黑头粉刺 2 种，在其发展过程中可产生红色丘疹❶、脓疱❷、结节、脓肿、囊肿❸及疤痕。皮损好发于人体的颜面部，尤其是前额、颊部、颏部。

手掌上的肺二区颜色鲜红，说明痤疮与肺经风热有关。3 线尾端纹理紊乱，并且兑位、乾位纹理紊乱，则提示痤疮的病因为阳热上升，与风寒相搏，郁阻肌肤所致。

病因

本病经常由肺经风热阻于肌肤所致；或因过度吃肥甘、油腻、辛辣之品，湿热内生，熏蒸于面而成；或因青春之体血气方刚，阳热上升，与风寒相搏，郁阻肌肤所致。

治疗方法

手疗法：第一步，用擦法擦少商穴 20 次；第二步，用擦法擦合谷穴 20 次；第三步，用擦法擦商阳穴 20 次；第四步，用推法推胃肠点 20 次。

穴位疗法：对三阴交穴，配合大椎穴、脾俞穴、足三里穴、合谷穴等穴位进行针灸，对治疗痤疮有较好的作用。

药膳调理法：海带二豆汤，可清热凉血、解毒散结，适用于治疗痤疮。

防治小贴士

1. 平时不要熬夜，要保证睡眠充足。生活起居不正常或熬夜易使青春痘恶化；应尽量保持心情愉快，避免焦虑、烦躁。

2. 每天以中性肥皂及温水洗脸 2 ~ 3 次，在治疗中并不需要买特别的药皂洗脸。情况比较严重时，请依照医师的指示，使用医院中清洁皮肤的药水洗濯患部，此外，应减少对皮肤的刺激。

痤疮的诊病方法

观面诊病

红色丘疹、脓疱、结节、脓肿、囊肿及疤痕

观手诊病

肺二区颜色鲜红

3 线尾端纹理紊乱

痤疮的治疗方法

商阳穴
用擦法擦 20 次

合谷穴
用擦法擦 20 次

少商穴
用擦法擦 20 次

胃肠点
用推法推 20 次

踝尖

取穴技巧：
正坐，抬起一只脚，置于另一腿上，另一侧的手除拇指外的四指并拢，伸直，并将小指置于足内踝的上缘处；则食指下，踝尖正上方胫骨边缘的凹陷处即是三阴交穴

三阴交穴属足太阴脾经上的穴位，是妇科主穴，按摩它对治疗妇科疾病的疗效卓著。配合大椎穴、脾俞穴、足三里穴、合谷穴等穴位进行针灸，对治疗痤疮有较好的作用。

药膳调理法·清热凉血之海带二豆汤

【原料】海带、绿豆、扁豆、甜杏仁各 15 克，玫瑰花 7.5 克，白糖适量。

【做法】将上述材料放入锅中，加适量水，煮至豆熟、汤浓后，以白糖调服。

【功效】可清热凉血、解毒散结，适用于治疗痤疮。

神经性皮炎

神经性皮炎又称"慢性单纯性苔藓"，是一种以阵发性剧痒和皮肤苔藓样变为特征的皮肤病。这种疾病很常见，而且易于复发，目前没有可以根治此病的方法。按照临床表现，此病可以分为寻常型、红皮型的等，其中以寻常型的神经性皮炎最为常见。

本节名词

❶ 抗生素

是由微生物（包括细菌、真菌、放线菌属）或高等动植物在生活过程中所产生的具有抗病原体或其他活性的一类次级代谢产物，能干扰其他细胞发育功能的化学物质。

症状

起初发病时，身体上的局部皮肤仅瘙痒，在疲劳、精神紧张、搔抓的刺激下，逐渐出现皮损。典型的皮损为皮肤上出现粟粒至绿豆大的丘疹，呈圆形，为淡褐色或接近皮肤的颜色，表面光滑或覆少量鳞屑，久之融合成片；边界清楚，皮纹加深，皮肤干燥且增厚。患者自觉阵发性剧痒，搔抓后表皮可出现剥脱及结出血痂，可自愈，但也易复发。

病因

1. 有银屑病家族史的人患神经性皮炎的概率更大。

2. 有急性扁桃体炎、中耳炎、感冒等感染史的人较容易得神经性皮炎。

3. 精神紧张，思想焦虑，情绪抑郁，受到恐慌、惊吓等情绪因素的影响都会诱发神经性皮炎。

治疗方法

手疗法：第一步，用按法按阳池穴 20 次；第二步，用按法按后溪穴 20 次；第三步，用摩法摩肺经 20 次；第四步，用摩法摩肝胆穴区 20 次。

穴位疗法：按摩涌泉穴，具有清热益肾的功效。与太溪、三阴交、殷门、肾俞、命门诸穴配伍，可有效治疗神经性皮炎。

药膳调理法：土茯苓红枣汤，适用于治疗神经性皮炎。

防治小贴士

局部感染是诱发神经性皮炎的重要因素，尤其是扁桃体炎与神经性皮炎的发作有密切关系。因此对于局部感染要积极治疗，必要时可使用抗生素❶。

神经性皮炎的诊病方法

观面诊病

皮肤上出现红色丘疹，表面有不规则的银白色鳞屑

观手诊病

1 线下移，2 线上移，两线形成狭窄的明堂

4 线细小而弯曲

神经性皮炎的治疗方法

后溪穴
用按法按 20 次

阳池穴
用按法按 20 次

肝胆穴区
用摩法摩 20 次

肺经
用摩法摩 20 次

取穴技巧：
正坐，跷一足于另一膝的上方，足掌朝上；用另一手轻握该足，四指放置于足背上，则弯曲拇指后的按压处就是涌泉穴

按摩涌泉穴有益肾、清热、开郁之良好效果，因而被列入"回阳九针穴"之一。它与太溪、三阴交、殷门、肾俞、命门诸穴配伍，可有效治疗神经性皮炎。

药膳调理法·土茯苓红枣汤

【原料】土茯苓 50 克，红枣 15 颗，冰糖 20 克。

【做法】将土茯苓研成细末，与红枣、冰糖一起加水煮熟即可。每日一剂，分 2 次服下。

【功效】适用于治疗神经性皮炎。

麦粒肿

麦粒肿俗称"针眼"，是指在人体眼睛的眼睑边缘生的小疖。因眼睑内应脾胃，而脾胃属"土"，故有"土疳""土疡"之称。本症在《黄帝内经》中被称为"目眦疡"。隋代巢元方在《诸病源候论》中称之为"针眼"，指出本症是因"热气客在眦间，热搏于津液"所成。

本节名词

❶ 海绵窦

是位于蝶鞍两侧硬脑膜的内侧脑膜与外侧骨内膜层间不规则的腔隙，左右各一。

❷ 眼眶蜂窝织炎

发生于人体眼睛的眼眶软组织内的急性化脓性炎症。可引起永久性的视力丧失，并通过颅内蔓延或败血症危及生命，被视为危症。

❸ 败血症

是指细菌进入血液循环，并在其中生长繁殖，产生毒素而引起的全身性的严重感染。

症状

初起时通常表现为眼睑红肿、疼痛、刺痒，触之有硬结及压痛；不久硬结变软，三五日后成脓，脓溃破后疼痛减轻，红肿消退。若细菌的毒性强烈，会引起全身的反应，例如发热，恶寒，可扩展到其他腺体而形成脓点。1线上的无名指下方出现"岛"纹，或2线过于短浅，或3线的中央处出现圆状纹，均提示人体患有麦粒肿。

病因

麦粒肿，是由于人体感受外来风热之邪，客于胞睑，从而阻滞经络，使局部气血淤滞所致。或过食辛辣炙热之物，以致热毒蕴积上冲，发为本病。或因脾虚气弱，风热余毒蕴结，留滞胞睑，余邪未尽，以致麦粒肿反复发作，久治不愈。

治疗方法

手疗法：第一步，用点法点商阳穴50次；第二步，用按法按二间穴50次；第三步，用掐法掐合谷穴50次。

穴位疗法：按摩天井穴可清热凉血，为主治麦粒肿的有效穴位。

药膳调理法：栀子粳米粥，适用于治疗因热毒炽盛引起的麦粒肿。

防治小贴士

切忌用手挤压麦粒肿，因为眼睑内的血管丰富，眼静脉与眼眶内的静脉相通，又与颅内的海绵窦❶相通，而眼静脉没有静脉瓣，血液可向各个方向回流。挤压麦粒肿会使炎症扩散，引起严重的并发症，如眼眶蜂窝织炎❷、海绵窦栓塞，甚至败血症❸，从而危及人的生命。

麦粒肿的诊病方法

观面诊病

眼睑红肿、疼痛、刺痒，触之有硬结及压痛的情况

观手诊病

1 线上的无名指下方出现"岛"形纹

2 线过于短浅

3 线的中央处出现圆状纹

麦粒肿的治疗方法

商阳穴
用点法点 50 次

二间穴
用按法按 50 次

合谷穴
用掐法掐 50 次

取穴技巧：
正坐，一只手平伸，屈肘，前臂垂直于地面，掌心向内。用另一只手轻握平伸的手的肘下，四指在下，拇指在上，用中指（或食指）的指尖垂直向上压，则肘尖下凹陷的穴位处就是天井穴

天井穴为主治麦粒肿、淋巴结核的有效穴位。此外，按摩此穴还可治疗偏头痛，颈、项、肩、背痛，荨麻疹等病症。

药膳调理法·清热解毒之栀子粳米粥

【原料】栀子仁末 6 克，粳米 50 克。

【做法】将粳米煮粥，快熟时入栀子仁末，搅匀，趁温服下。

【功效】可清热解毒、凉血和胃，适用于治疗因热毒炽盛引起的麦粒肿及热毒疮疡。

过敏性鼻炎

过敏性鼻炎又称"变态反应性鼻炎"，是一些具有特殊体质的人接触某些物质后所发生的异常反应。中医学上称其为"鼻鼽"。它可发生于任何年龄，不分性别，但在青年人中多见，呈常年性发作或季节性发作，或在气温突变和有异气、异物刺激时发作。

本节名词

❶ 螨虫

属节肢动物门蛛形纲蜱螨亚纲中的一类体型微小的动物，可叮人，吸血，侵害人体的皮肤，引起"酒糟鼻"或蠕螨症、过敏症、尿路螨症、肺螨症、肠螨症，严重危害人类的身体健康。

❷ 息肉

为"寄居"于人体组织上的赘生物，多发于人体的鼻腔或肠腔内壁，多为良性。

症状

眼睛发红，发痒及流泪；鼻痒，鼻涕多，感染时为脓涕；鼻腔不通气，耳闷；打喷嚏；出现黑眼圈；嗅觉下降或者消失等。

手掌上有9线出现。食指和中指指缝下的掌面上有方形纹，提示人体患有过敏性鼻炎。

病因

过敏性鼻炎常由植物花粉作为季节性变应原引起，如树木、野草、农作物。在花粉播散的季节，大量花粉随风飘游，由人体吸入呼吸道而引发本病，故又称"花粉症"。常年性过敏性鼻炎则由与人的起居密切相关的常年性变应原引起，如居室内的尘土、屋尘螨虫❶、真菌、动物皮屑、羽毛、棉絮等。

治疗方法

手疗法：第一步，用揉法揉二间穴20次；第二步，用揉法揉少商穴20次；第三步，用揉法揉头穴20次；第四步，用揉法揉颈肩穴20次。

穴位疗法：迎香穴主治鼻病，除鼻内息肉❷。对人体颜面神经麻痹、颜面组织炎、喘息、唇肿痛、颜面痒肿等病症也有很好的调理和保健功效。

药膳调理法：辛夷苍耳蒸鸡蛋，可益脾补虚，祛风通窍。

防治小贴士

1. 禁食以下食物：过冷食物，因其会降低人体的免疫力，并造成呼吸道过敏；刺激性食物，如辣椒、芥末等，容易刺激呼吸道黏膜；经过特殊处理或加工精制的食物；人工色素，特别是食用黄色5号色素。

2. 多吃以下食物：多吃含维生素C及维生素A的食物，如菠菜等；以及生姜、蒜、韭菜、香菜等温热性食物。

过敏性鼻炎的诊病方法

观面诊病

眼睛发红，发痒，流泪，出现黑眼圈

鼻痒，鼻腔不通气，打喷嚏，鼻涕多

观手诊病

食指和中指指缝下的掌面处有方形纹

有9线出现

过敏性鼻炎的治疗方法

头穴
用揉法揉 20 次

颈肩穴
用揉法揉 20 次

二间穴
用揉法揉 20 次

少商穴
用揉法揉 20 次

取穴技巧：

正坐，双手轻握拳，食指、中指并拢，中指指尖贴于鼻翼两侧，则食指指尖所在的位置即是迎香穴

鼻翼

迎香穴主治鼻病，可除鼻腔闭塞、嗅能减退、鼻疮、鼻内息肉。对人体的颜面神经麻痹、颜面组织炎、喘息、唇肿痛、颜面痒肿等病症也有很好的调理和保健功效。

药膳调理法 · 祛风通窍之辛夷苍耳蒸鸡蛋

【原料】辛夷、苍耳子各 6 克，鸡蛋 2 个，盐适量。

【做法】将辛夷、苍耳子煎水后取汁，将鸡蛋去壳后搅匀，调入煎汁，加盐调味，蒸熟，分 2 次吃。

【功效】益脾补虚，祛风通窍。

扁桃体炎

扁桃体炎，中医称之为"乳蛾""喉蛾"或"莲房蛾"，是腭扁桃体出现的一种非特异性急性炎症，常伴有一定程度的咽黏膜及咽淋巴组织❶的急性炎症。根据临床表现不同，此病可分为卡他性、隐窝性及滤泡性扁桃体炎3种；就诊断和治疗而言，又可分为急性充血性扁桃体炎和急性化脓性扁桃体炎2种。本病常发生在儿童及青少年身上。

本节名词

❶ 淋巴组织

以网状组织为基础，网孔中充满大量的淋巴细胞和一些巨噬细胞、浆细胞等。

❷ 神经痛

是神经科常见的症状之一。此种疼痛是指在没有外界刺激的条件下而感到的疼痛，又称为"自发痛"。

症状

起病急、恶寒、高热，体温可达 39 ~ 40℃，尤其是幼儿可因高热而抽搐、呕吐或昏睡、食欲不振、便秘及全身酸困等。咽痛明显，吞咽时尤甚，剧烈者可放射至耳部，幼儿常因不能吞咽而哭闹不安。儿童因扁桃体肥大而影响呼吸时会妨碍睡眠，夜间常惊醒不安。

无名指指甲的前端出现红肿、翘变。小指甲的前端处出现红变，面积大而深表示炎症严重，反之则较轻。

双耳垂短时间内出现发红的现象，提示人体中的慢性扁桃体炎急性发作。

病因

现代医学认为，扁桃体炎多是由于急性扁桃体炎治疗延误造成的。有时患猩红热、白喉、麻疹、流行性感冒等急性传染病之后，由于细菌、病毒感染的原因，逐渐会演变成慢性炎症。另外，葡萄球菌、肺炎双球菌等也可引发本病，最常见的是溶血性链球菌。

治疗方法

手疗法：第一步，用按法按少商穴20次；第二步，用按法按商阳穴20次；第三步，用按法按鱼际穴20次；第四步，用按法按肺穴20次。

穴位疗法：按摩孔最穴可辅助治疗支气管炎、支气管哮喘、肺结核、肺炎、扁桃体炎、肋间神经痛❷等。配肺俞穴、风门穴，主治咳嗽、气喘，用电针刺激可治疗哮喘发作；配少商穴，主治咽喉肿痛。

药膳调理法：乌梅青果汤，适用于治疗扁桃体炎。

扁桃体炎的诊病方法

观面诊病

观手诊病

恶寒、高热

耳垂短时间内出现发红的现象

呕吐、咽痛明显

无名指指甲的前端出现红肿、翘变的现象

小指指甲的前端处出现红变，面积大而深表示炎症严重，反之则较轻

扁桃体炎的治疗方法

商阳穴
用按法按 20 次

肺穴
用按法按 20 次

少商穴
用按法按
20 次

鱼际
用按法按 20 次

取穴技巧：
身体一侧的手臂向前，仰掌向上，以另一只手握住该手臂的中段处。拇指的指甲垂直下压之处即是孔最穴。左右手臂上各有一穴

孔最穴可辅助治疗支气管炎、支气管哮喘、肺结核、肺炎、扁桃体炎、肋间神经痛等。配肺俞穴、风门穴，主治咳嗽、气喘，用电针刺激可治疗哮喘发作；配少商穴，主治咽喉肿痛。

药膳调理法·乌梅青果汤

【原料】乌梅 10 克，青果 30 克，白糖适量。

【做法】将乌梅、青果放入锅中，加水煎煮，煮软后加入白糖即可。

【功效】适用于治疗扁桃体炎。

咽炎

咽喉炎属人体的上呼吸道疾病，指人体的咽部黏膜和淋巴组织发生的炎性病变。根据发病时间和症状的不同，可分为急性咽炎和慢性咽炎。

本节名词

❶ 失音

人的声音严重嘶哑，或完全不能发声的症状。

❷ 喉痹

以咽部红肿、疼痛，或干燥，有异物感，或出现咽痒不适、吞咽不利等现象的疾病。

症状

主要症状为咽痛、咽痒、咽部干燥、吞咽困难、发热、声音嘶哑。轻者声音低、毛糙；重者则失音❶。成年人以咽部症状为主，病初时咽部干痒，灼热，渐有疼痛，吞咽时加重，唾液增多，咽侧受累则有明显的耳痛。体弱的成人或小儿，全身症状显著，有发热、恶寒、头痛、食欲不振、四肢酸痛等表现。

手掌的离位上有一条与1线平行的6线，颜色多偏红。离位的6线上有"米"字纹、"十"字纹或"井"字纹。咽喉区有"井"字纹、凸起的黄色斑点或青暗色的斑。

病因

1. 急性咽炎：常由病毒、细菌引起，以冬春季最为多见。

2. 慢性咽炎：因急性咽炎治疗不彻底而反复发作，转为慢性。

治疗方法

手疗法：第一步，用推法推少商穴20次；第二步，用摩法摩胸腔反射区15次；第三步，用推法推商阳穴20次；第四步，用点法点咽喉点20次。

穴位疗法：按摩经渠穴，对咳嗽、喉痹❷有很好的疗效。现代医学中，按摩经渠穴可用于治疗呼吸系统疾病，如咽炎等。

药膳调理法：百合香蕉汤，可养阴润肺，适用于治疗急慢性咽炎。

防治小贴士

防治咽喉炎的方法：

1. 注意劳逸结合，防止受冷，在患病的急性期应卧床休息。

2. 平时多喝淡盐开水，吃易消化的食物，保持大便通畅。

3. 避免吸烟，喝酒及食用辛辣、过冷、过烫等的刺激性食物。

4. 注意口腔卫生，养成饭后漱口的习惯，使病菌不易生长。

咽炎的诊病方法

观面诊病

发热、恶寒、头痛

咽痛、咽痒、吞咽
困难、声音嘶哑

观手诊病

咽喉区出现"井"字
纹

6线上有"米"字纹

出现一条与1线平
行的6线

咽炎的治疗方法

商阳穴
用推法推
20次

咽喉点
用点法点20次

少商穴
用推法推
20次

胸腔反射区
用摩法摩15次

取穴技巧：
伸出左手，掌心向
上，用右手给左手
把脉，右手中指指
尖所在的位置就
是经渠穴

　　按摩经渠穴，对咳嗽、喉痹、咽喉肿痛具有很好
的疗效。现代医学中，按摩该穴可用于治疗呼吸系
统疾病，如支气管炎、肺炎、咽炎、扁桃体炎等。

药膳调理法·养阴润肺之百合香蕉汤

　　【原料】百合30克，香蕉2根，冰糖适量。

　　【做法】将香蕉去皮，与百合一起加清水煎煮，放入冰糖后适量调服，每日1剂。

　　【功效】养阴润肺，适用于治疗急、慢性咽炎。

耳鸣

耳鸣，是自觉耳内有响声，如蝉鸣，如潮声，或如蚊叫的现象。一般为低音调的响声，如刮风，火车或机器运转的轰鸣声；也可能是高音调的响声，如蝉鸣、哨声或汽笛声等。若耳鸣继续发展，可影响人的听觉，导致耳聋。

本节名词

❶ 外耳

包括耳郭和外耳道。耳郭收集声波，经外耳道的作用传于鼓膜，引起鼓膜振动，通过听觉神经感受到声音。

❷ 中耳

高等脊椎动物的耳部的中间部分，由鼓室、咽鼓管、乳突窦和乳突小房组成。

❸ 内耳

又称"迷路"，全部埋藏于颞骨岩部的骨质内，介于鼓室与内耳道底之间，由骨迷路和膜迷路构成。

症状

人体耳朵的耳垂部有一条皱纹沟向斜上方走行，或皱纹沟在耳垂上方，提示为人体出现了耳鸣。

1线在小指下方的位置上出现小"岛"纹，提示人体患有耳鸣症。2线上方出现平行线，提示人的听力欠佳，可能发生耳鸣。

病因

1. 人体的**外耳❶**或**中耳❷**的听觉失灵，不能吸收周围的声音，则**内耳❸**所产生的"副产品"——耳鸣就会变得清晰。

2. 由于人体的内耳受伤，失去了转化声音能量的功能，则"副产品"——耳鸣的声量就会变得较强，即使在很嘈杂的环境中也能听到。

3. 一些肾病患者，其耳朵附近的头部或颈部的血管中的血液的质量因肾病的影响而较差，使得血液供应和流通不太顺畅，血管中就会产生一些声音。因为上述血管靠近耳朵，所以会形成耳鸣。

治疗方法

手疗法：第一步，用掐法掐肾穴5分钟；第二步，用掐法掐关冲穴5分钟；第三步，用掐法掐合谷穴5分钟。

穴位疗法：按摩液门穴具有清火散热的功能，长期按压此穴，对耳聋、耳鸣、手指肿痛、手臂痛等病症有很好的调理和保健功效。

药膳调理法：菖蒲薄荷饮，适用于治疗因风热侵袭引起的耳聋、耳鸣。

防治小贴士

经常出现耳鸣现象的人要注意日常进行家庭护理，避免接触强烈的噪声，同时不要长时间、大音量地使用随身听耳机。

耳鸣的诊病方法

观面诊病

耳朵的耳垂上
方有皱纹沟

观手诊病

在小指下方的
1 线上出现小
"岛"纹

2 线的上方
出现平行线

耳鸣的治疗方法

肾穴
用掐法掐
5 分钟

关冲穴
用掐法掐 5 分钟

合谷穴
用掐法掐 5 分钟

取穴技巧:
正坐, 伸出身体一侧
的手, 屈肘向自己的
胸前, 掌心向下。轻
握拳, 用另一手轻扶
小指侧的掌心处, 弯
曲拇指, 用指尖或指
甲尖垂直掐按的穴位
处就是液门穴

　　按摩液门穴具有清火散热的作用, 对头痛、
目眩、咽喉肿痛、眼睛赤涩、龋齿等病症有良好
的效果。长期按压此穴, 对耳聋、耳鸣、手指肿
痛、手臂痛等病症有很好的调理和保健功效。

药膳调理法·开窍聪耳之菖蒲薄荷饮

【原料】石菖蒲 6 克, 薄荷、荆芥各 10 克。

【做法】将上述 3 种材料煎水, 代茶饮。

【功效】疏散风热, 开窍聪耳, 适用于治疗因风热侵袭引起的耳聋、耳鸣。

牙痛

牙痛，又称齿痛，是以牙齿及牙龈红肿、疼痛为主要表现的口腔疾患，是口腔科的多种病症中的一种常见症状。中医学中将其分为"虫痛"和"火痛"两种。"火痛"又有"实火"和"虚火"的区别。"实火"多由胃火风热所致，"虚火"多由胃虚火旺所致。

本节名词

❶ 牙髓

牙髓组织位于人体牙齿内部的牙髓腔内。它主要包含神经、血管、淋巴和结缔组织，还有排列在牙髓外周的造牙本质细胞。其作用是制造牙本质。

❷ 龋齿

以牙体被蛀蚀，逐渐被毁坏而形成龋洞为主要表现的牙病。

症状

1. 根尖周炎引发的牙痛：出现自发性的持续疼痛，也可向同侧的头颞部放射。牙有伸长感，咀嚼时痛，垂直轻叩患牙时有明显疼痛。颌下淋巴结肿、压痛。

2. 牙髓炎引起的牙痛：出现自发性的阵发痛，并可向同侧头、面部放射，在夜间时疼痛尤其厉害，在急性期时不能指出病牙部位。受到冷热刺激时会加剧疼痛。轻叩病牙时有疼痛感。

3. 牙周炎引起的牙痛：牙龈红肿、溢脓、出血。牙松动无力。

4. 三叉神经痛引发的牙痛：阵发性疼痛，如电刺、刀割、针刺，持续时间较短，为 10 秒至 1 分钟。

拇指的指甲前见红斑，提示人体得了牙龈炎、牙髓❶炎或龋齿❷。食指的第二指节过粗。

病因

一般是由于口腔不洁或过食膏粱厚味，胃腑积热，胃火上冲，或由于人体受到风火邪毒侵犯，伤及牙齿，肾阴亏损，虚火上炎，灼烁牙龈等引起。

治疗方法

手疗法：第一步，用掐法掐止痛点 20 次；第二步，用掐法掐感冒点 20 次；第三步，用擦法擦肾穴 20 次；第四步，用擦法擦心肺穴 20 次。

穴位疗法：按摩丝竹空穴，可治疗各种头痛、头晕、目眩。与耳门穴配伍，可治疗牙痛。

药膳调理法：升麻薄荷饮，可清热散风，消肿止痛，对风热牙痛有很好的疗效。

牙痛的诊病方法

观面诊病

颔下淋巴结肿、压痛

牙龈红肿、出血，牙齿疼痛

观手诊病

拇指的指甲前见红斑，提示人体得了牙龈炎、牙髓炎或龋齿

食指的第二指节过粗

牙痛的治疗方法

心肺穴用擦法擦20次

肾穴用擦法掐20次

感冒点用掐法掐20次

止痛点用掐法掐20次

取穴技巧：
正坐，举双手，四指的指尖朝上，掌心向内，拇指指腹向内按，脸上两边的眉毛外端凹陷处的穴位就是丝竹空穴

丝竹空穴，属手少阳三焦经上的穴位。按摩此穴可治疗各种头痛、头晕、目眩。与耳门穴配伍，可治疗牙痛。

药膳调理法·消肿止痛之升麻薄荷饮

【原料】升麻10克，薄荷6克。

【做法】将上述2种原料煎水，代茶饮。

【功效】清热散风，消肿止痛，对风热牙痛有很好的疗效。

尿路结石

尿路结石是人体泌尿系统的常见病。按结石所在的位置可分为肾结石、膀胱结石、输尿管结石和尿道结石。其中以肾与输尿管的结石最为常见。

本节名词

❶ 血尿

是指人体尿液中的红细胞≥3个/HP，离心尿红细胞＞5个/HP，或12小时内尿Addis计数＞50万个。是小儿常见的泌尿系统症状。

❷ 会阴

狭义的会阴指人体的肛门和外生殖器之间的软组织。广义的会阴是指盆膈以下，封闭骨盆下口的全部软组织。

症状

临床表现因结石所在部位不同而有差异。肾与输尿管结石的典型表现为肾绞痛与**血尿**❶。在结石引起绞痛发作以前，患者没有任何感觉，而由于某种诱因，如剧烈运动、劳动、长途乘车等，患者会突然出现身体一侧的腰部出现剧烈的绞痛，并向下腹及**会阴**❷部放射，伴有腹胀、恶心、呕吐、程度不同的血尿。

手掌的坎位上有"米"字纹或小方形纹符号，小指下的坤位上有三角形纹、"米"字纹，均是提示男性患有前列腺结石的信号。3线末端处有小"岛"形纹，3线凝敛而较短，约占全线长的2/3，提示人体易患肾及尿路结石症。

病因

1. 解剖结构异常。如尿路梗阻导致晶体或基质在引流较差的部位沉积，尿液滞留，继发尿路感染，会引发结石。

2. 尿液因素。形成结石的物质排出过多；尿酸性减低，pH值增高；尿量减少，使盐类和有机物质的浓度增高；尿中抑制晶体形成的物质含量减少等。

治疗方法

手疗法：第一步，用按法按腰腿脊反射区20次；第二步，用摩法摩肾穴20次；第三步，用摩法摩生殖穴20次。

穴位疗法：长期按摩中封穴，对治疗疝气、阴茎疼痛、遗精、小便不利、尿路结石、黄疸、胸腹胀满等有很好的帮助。

药膳调理法：车前子粥，可清热利尿，适用于治疗尿路结石，各种小便不利。

防治小贴士

少吃动物蛋白，少摄入盐；忌喝浓茶，可喝清茶或水。

尿路结石的诊病方法

观面诊病

恶心、呕吐

观手诊病

坤位有三角形纹

坎位有"米"字纹

3线短，且3线末端有小"岛"形纹

尿路结石的治疗方法

生殖穴
用摩法摩20次

肾穴
用摩法摩
20次

腰腿脊反射区
用按法按20次

取穴技巧：
正坐，将右脚置于左腿上，用左手掌握住右脚的脚后跟，四指放在脚后跟处，拇指置于足内踝内侧，拇指所在的位置就是中封穴

中封穴属足厥阴肝经上的穴位，长期按摩此穴，对治疗疝气、阴茎疼痛、遗精、小便不利、尿路结石、黄疸、胸腹胀满等有很好的帮助。

药膳调理法·清热利尿之车前子粥

【原料】车前子30克，粳米50克。

【做法】将车前子加水，煎煮半小时后去渣，留汁；将粳米放入汁中，煮成粥样；早晚空腹食用。

【功效】清热利尿，适用于治疗尿路结石，各种小便不利。

前列腺炎

前列腺炎可分为非特异性细菌性前列腺炎、特发性细菌性前列腺炎、特异性前列腺炎、非特异性肉芽肿性前列腺炎、其他病原体引起的前列腺炎、前列腺**充血**❶和前列腺痛。

症状

常伴有尿急、尿频、尿时阴部疼痛、余尿不尽、**尿白浊**❷，并有炎性分泌物从尿道排出，以及神疲乏力、腰膝怕冷等症状。经常发生急性膀胱炎等。急性炎症病变严重或未彻底治疗会转为慢性前列腺炎。

眼外眦的三角区处有较深的弯曲状血管，或耳部的前列腺穴区出现脱屑、小结节的现象，均提示男性患有前列腺炎。

前列腺一区出现片状红斑，且前列腺二区出现大量的竖纹，提示男性患有慢性前列腺炎。膀胱炎的掌纹特征与其相似，只是纹理略高一些。前列腺一区会出现"岛"形纹，并在前列腺二区出现凌乱的竖纹，提示男性患有前列腺增生。无名指下有"丰"字纹。

病因

1. 性生活不正常，长时间骑自行车、骑马或久坐，对前列腺按摩过重或过于频繁，都会造成前列腺充血，从而引发前列腺炎。

2. 尿液刺激，淋球菌、非淋球菌等病原微生物感染等原因也可能导致前列腺炎。

治疗方法

手疗法：第一步，用按法按肾穴 20 次；第二步，用按法按生殖穴 20 次；第三步，用按法按劳宫穴 20 次；第四步，用按法按阳池穴 20 次；第五步，用按法按神门穴 20 次。

穴位疗法：按摩会阳穴具有散发水湿、补阳益气的作用。经常按压此处，对泄泻、便血、痔疮、阳痿、前列腺炎等都具有良好的疗效。

药膳调理法：滑石甘草粉，可清火通淋，适用于治疗前列腺炎。

前列腺炎的诊病方法

观面诊病

耳部的前列腺穴区出现脱屑、小结节的现象

眼部外眦的三角区处有较深的弯曲状血管

观手诊病

前列腺二区内出现大量竖纹

无名指下有"丰"字纹

前列腺二区内有凌乱竖纹

前列腺一区内有"岛"形纹

前列腺炎的治疗方法

肾穴
用按法按20次

生殖穴
用按法按20次

阳池穴
用按法按20次

劳宫穴
用按法按20次

神门穴
用按法按20次

取穴技巧:
正坐,双手向后,手心朝向背部,中指伸直,其他手指弯曲;将中指指腹置于尾骨端的两旁,则中指指腹所在的位置就是会阳穴

尾骨

会阳穴具有散发水湿、补阳益气的作用。经常按压此处,对泄泻、便血、痔疮、阳痿、前列腺炎等都具有很好的疗效。

药膳调理法 · 清火通淋之滑石甘草粉

【原料】滑石粉3克,甘草粉0.5克,豆浆200毫升。

【做法】将滑石粉和甘草粉放入碗中,用煮沸的豆浆冲泡后拌匀即可。

【功效】适用于治疗前列腺炎。

阳痿

阳痿，即阴茎勃起障碍。是指男子未到性功能衰退时期，虽有性欲，但阴茎不能勃起，或虽勃起而不坚实，或不能持续一定的时间，妨碍了正常的性交。一般临床上分为原发性和继发性的两种。

本节名词

❶ 命门

第一指人的右肾；第二指督脉上的命门穴。二者皆是元阳所聚之处，故称之为"命门"。

❷ 精神性阳痿

又称"心因性阳痿"，由精神性因素引起。

症状

此病症多见面色少华、不思饮食、心悸易惊、夜眠不宁等。

男性耳部的内生殖器、外生殖器穴区出现脱屑或灰白色的改变，即是提示其患有阳痿的信号。

3 线上出现很多小"岛"纹，同时小鱼际处出现许多横纹。11 线短小，或无 11 线，或只见浅的一条线，模糊不清，形短，色淡，甚至隐而不显。掌面的水星丘处出现塌陷的小凹处。

病因

阳痿的发病原因多为房事过度，屡犯手淫，损伤肾气，命门❶火衰；或因思虑烦劳；或因卒惊大恐，损伤心肾；或因久患尿浊、遗精，耗伤肾精；或湿热下注，转变为阳痿。临床所见到的阳痿患者，绝大部分是由精神因素造成中枢性功能紊乱而引起的。

治疗方法

手疗法：第一步，用按法按神门穴 3 分钟；第二步，在劳宫穴处用按法按 4 分钟；第三步，用掐法掐关冲穴 4 分钟；第四步，用掐法掐少冲穴 4 分钟。

穴位疗法：气穴具有补益冲任的作用。长期按摩此穴，能够有效治疗泄泻、痢疾、阳痿、腰背疼痛等疾病。

药膳调理法：大蒜炖羊肉，适用于治疗肾虚、阳痿。

防治小贴士

1. 普及正确的性知识，正确对待性的自然生理功能，减轻对房事的焦虑心理，消除不必要的思想顾虑，避免精神性阳痿❷的发生。

2. 情绪要开朗，做到清心寡欲，注意调节生活，加强身体锻炼，提高抗病能力。阳痿一旦发生，男女双方都应正确对待，认真查清病因，积极治疗。

阳痿的诊病方法

观面诊病

面色少华、不思饮食

观手诊病

耳部的内生殖器、外生殖器穴区脱屑，或出现灰白色的改变

3 线上"岛"形纹较多

11 线短小或无

小鱼际处出现许多横纹

阳痿的治疗方法

关冲穴
用掐法掐 4 分钟

少冲穴
用掐法掐 4 分钟

劳宫穴
用按法按 4 分钟

神门穴
用按法按 3 分钟

取穴技巧：
站立，将一手的四指并拢，拇指收起，放于腹部，掌心朝内，食指刚好位于肚脐处，则该手的小指所处的位置就是气穴

气穴具有补益冲任的作用。长期按摩此穴，能够有效治疗泄泻、痢疾、胃炎、十二指肠炎、月经不调、白带、阳痿、腰背疼痛等疾病。

药膳调理法·壮阳补虚之大蒜炖羊肉

【原料】羊肉 250 克，大蒜 50 克，盐适量。

【做法】将羊肉洗净，切碎，将大蒜剥皮，将其一同炖熟，加盐等调味即可。

【功效】适用于治疗肾虚、阳痿。

遗精

遗精，是指精液不固而自遗的一种证候，有"梦遗"与"滑精"之分。有梦而遗者为"梦遗"；无梦而遗或清醒时精液自流者为"滑精"。两者虽有区别，但病因基本一致，都是肾虚、精关不固所致。

症状

成年的未婚男子或婚后夫妻分居者，每月遗精1～2次，属正常的生理现象，一般不会出现临床症状。过多的遗精，例如每周2次以上，或清醒时流精，并出现头晕、精神萎靡不振、腰腿酸软、失眠等各种临床症状时，属病态的表现，必须及时治疗。

耳部的三角窝区处呈红色的油润状，提示男性因遗精频繁而引起乏力、腰痛。

3线延伸至月丘处，末端生出许多细支纹。8线出现网状改变。

病因

遗精的发生，多由肾气虚，不能固摄，君相火旺；或湿热下注❶，扰动精室❷所致。可见其发生的原因一为"火"，二为"虚"。造成"火"和"虚"的原因有很多，主要在于劳神过度、妄思色欲、早婚、频繁手淫，或房事过度等。

治疗方法

手疗法：第一步，用按法按生殖区6分钟；第二步，用按法按肾区6分钟；第三步，用按法按心区6分钟；第四步，用按法按肝区6分钟；第五步，用按法按脾区6分钟。

穴位疗法：按摩神门穴具有安神、宁心、通络的作用。与太溪穴、足三里穴配伍，对遗精有一定的治疗作用。

药膳调理法：山药炖鸡，有补肾固精之功效。

防治小贴士

1. 注意精神调养，排除杂念。
2. 丰富文体活动，适当参加体力劳动或运动。
3. 注意生活起居，少吃辛辣刺激性食物。
4. 晚餐不宜过饱，被褥不宜过厚，内裤不宜过紧。

遗精的诊病方法

观面诊病

头晕、精神萎靡不振、失眠

耳部的三角窝区呈红色、油润状的改变

观手诊病

8 线出现网状改变

3 线延伸至月丘处

3 线末端出现许多细支纹

遗精的治疗方法

生殖区
用按法按 6 分钟

心区
用按法按 6 分钟

肝区
用按法按 6 分钟
脾区
用按法按 6 分钟
肾区
用按法按 6 分钟

取穴技巧：
正坐，伸出身体一侧的手，仰掌，屈肘向上约 45 度；在无名指与小指掌侧向外方，用另一手的四指握住已伸出的手的手腕，弯曲拇指；指甲尖所到的豆骨下、尺骨端的凹陷处即是神门穴

　　按摩神门穴具有安神、宁心的作用。主治心悸、心绞痛、多梦、健忘等症；对神经衰弱等症，针灸此穴有良好效果。与太溪穴、足三里穴配伍，对遗精有一定的治疗作用。

药膳调理法·补肾固精之山药炖鸡

　　【原料】山药 500 克，母鸡 1 只。

　　【做法】将母鸡洗净，切成块，加水，用大火煮至五成熟，放入洗净、去皮、切块的山药，同煮至烂熟。

　　【功效】有补肾固精之功效。

215

早泄

男性在性交过程中出现射精过早的现象，称为早泄。早泄是射精障碍的一种类型，是男性性功能障碍的常见病症之一。在《秘本金丹》一书中，早泄被称为"鸡精"。

本节名词

❶ 精囊炎

是男性中常见的感染性疾病之一，以血精为主要的临床表现。

❷ 尿道下裂

是一种男性泌尿生殖系统中最常见的先天畸形。意指尿道发育不健全，以致尿道开口于正常位置（龟头顶端中央处）的下端。

症状

早泄的定义比较模糊。一般指性交时，男方尚未与女方接触，或刚准备接触，或接触的时间仅有 1 分钟左右，抽动次数在 10 次以下时，即发生射精，以致造成不能继续进行性交的现象，称为早泄。

门齿在短时间内呈雪白色，为早泄者多见。

3 线上出现很多小"岛"纹，同时小鱼际部位出现许多横纹。3 线延伸至月丘处，其末端的两边生出许多细支纹。8 线出现网状改变。

病因

早泄可分为精神性早泄和器质性早泄。其中精神性早泄为绝大多数。婚前性交、手淫癖、夫妻性生活不和谐或有婚外性生活史等原因可导致男性的情绪高度紧张，心情焦虑，使其大脑的神经中枢兴奋性增强，继而导致早泄；另有少数早泄患者是由于性器官的器质性病变所致，如慢性前列腺炎、包皮系带过短、精囊炎❶、尿道下裂❷等。

治疗方法

手疗法：第一步，用按法按生殖穴 7 分钟；第二步，用按法按泄泻治疗点 7 分钟；第三步，用按法按关冲穴 6 分钟。

穴位疗法：按摩天枢穴有调理肠胃、调经止痛的功效。与气海、关元、中极等穴位配伍，对早泄有治疗作用。

药膳调理法：杜仲煮猪腰，适用于治疗早泄。

防治小贴士

1. 戒酒，避免食用辛辣刺激性食物。多食用海鲜等助阳填精类的食品，可增强体质。

2. 避免手淫，节制房事。

早泄的诊病方法

观面诊病

观手诊病

门齿短时间内
呈雪白色

3 线上"岛"
形纹较多

8 线上出现
网状改变

3 线延伸至月
丘处，末端生
出较多细纹

早泄的治疗方法

生殖穴
用按法按 7 分钟

关冲穴
用按法按 6 分钟

泄泻治疗点
用按法按 7 分钟

取穴技巧：
仰卧或正坐，一手
的手背向外，拇指
与小指一起弯曲，
中间三指并拢，以
食指指腹贴于肚
脐，无名指所在的
位置即是天枢穴

　　按摩天枢穴有调理肠胃的功效。经常按摩此
穴，可改善因体内有寒气所导致的舌苔色白的症
状。与气海、关元、中极等穴位配伍，对早泄有
治疗作用。

药膳调理法 · 杜仲煮猪腰

【原料】杜仲 10 克，补骨脂 3 克，猪腰 1 副。

【做法】将杜仲切成片，与补骨脂一同放入剖开的猪腰中，用线扎紧，煮熟后食用。

【功效】适用于治疗早泄。

月经不调

月经不调是女性中所患的一种常见疾病。凡月经周期紊乱，出血期延长或缩短，出血量增多或减少，经质异常，并出现某些不适等症状被称为"月经不调"。患有卵巢功能失调、全身性疾病或因其他内分泌腺体疾病影响卵巢功能者，都可能出现月经失调、下腹部疼痛、忧郁等情形。

本节名词

❶**功能性子宫出血**

简称"功血"，是一种常见的妇科疾病。是指异常的子宫出血，经诊查后未发现有全身及生殖器官的器质性病变，而是由于神经内分泌系统功能失调所致。表现为月经周期不规律、经量过多、经期延长或经期不规则出血。

症状

表现为月经周期或经期出血量的紊乱，有以下几种情况：

① 不规则的子宫出血；② **功能性子宫出血**❶；③ 绝经后阴道出血；④ 闭经。

面色熏黄，耳部的内分泌穴区处有点状或小片状的暗红色改变，肾穴区处出现点状或小片状的淡红色或白色改变，提示女性患有月经不调。

有青筋穿过腕横纹伸向大鱼际，或腕横纹线变浅、断裂，提示女性患有月经不调。3线尾部有"米"字纹或"十"字纹，提示女性因卵巢功能失调导致月经不调。

病因

1. 由人体的神经内分泌功能失调引起；主要是后脑垂体卵巢轴的功能不稳定或是有缺陷，从而导致月经不调。

2. 由器质性病变或药物等引起：包括生殖器官局部的炎症、肿瘤及发育异常、营养不良；颅内疾患；肝脏疾患、血液疾患等。

治疗方法

手疗法：第一步，用摩法摩生殖区 20 次；第二步，用揉法揉肾穴 20 次；第三步，用揉法揉命门穴 20 次；第四步，用揉法揉合谷穴 20 次；第五步，用揉法揉神门穴 20 次。

穴位疗法：按摩归来穴主治疝气、月经不调、不孕、带下、子宫内膜炎、阳痿、睾丸炎、阴茎病、男女生殖器的疾病等。

药膳调理法：芹菜胡椒饮，可补血调经，适用于治疗月经不调。

月经不调的诊病方法

观面诊病

面色熏黄

耳部的内分泌穴区处有点状或小片状的暗红色改变

耳部的肾穴区处有点状或小片状的淡红色或白色改变

观手诊病

3 线尾部有"米"字纹

腕横纹线断裂

月经不调的治疗方法

肾穴
用揉法揉 20 次

命门穴
用揉法揉 20 次

生殖区
用摩法摩 20 次

合谷穴
用揉法揉 20 次

神门穴
用揉法揉 20 次

肚脐

取穴技巧:
仰卧,左手五指并拢,拇指贴于肚脐处,其余四指位于肚脐下;找到肚脐正下方小指所在的位置,并以此为基点,跷起拇指,并拢其余四指,手指朝下;把食指贴于此基点,则小指所在的位置即归来穴

按摩归来穴主治疝气、月经不调、不孕、带下、子宫内膜炎、阳痿、睾丸炎、阴茎病、男女生殖器相关的疾病等。

药膳调理法·补血调经之芹菜胡椒饮

【原料】芹菜 90 克,盐、胡椒各少许。

【做法】将芹菜洗净,连叶榨汁,加盐和胡椒调味后饮用。

【功效】补血调经,适用于治疗月经不调。

痛经

痛经指女性在月经期间或其前后发生腹痛的现象。凡在月经初潮时即发生痛经，生殖器官无明显的器质性病变者，称"原发性痛经"；如月经初潮时并无痛经，后因生殖器官发生器质性病变而导致痛经者，称为"继发性痛经"。

本节名词

❶ 胞脉

也称"胞络"，为分布在子宫（胞宫）上的脉络，其中包括冲脉和任脉。胞脉主要的作用是主女子行月经以及养胞胎。

❷ 子宫内膜

通常也叫"子宫黏膜"，是指构成哺乳动物子宫内壁的一层物质，对雌激素和孕激素都会起反应，因此它可随着女性的生理周期发生显著的变化。

症状

临床症状为一般在月经来潮的 1～2 天下腹部出现阵发性绞痛，可放射到外阴、肛门及腰部，常常伴有恶心、呕吐、头痛、头晕，甚至面色苍白、出汗、手足冰冷等。当经期过后，疼痛逐渐消失。

手掌的小鱼际处有紫黑色斑点，按之不易退色。大鱼际处颜色发青，表示少腹部位有淤血。肝区青暗，多为肝肾虚损，不能濡养胞脉❶，导致行经后绵绵作痛。3 线外侧有一个明显的三角纹符号，多提示女性患有痛经。

病因

此病多因女性的生殖器官病变引起，如子宫发育不良、宫颈管口狭窄、子宫内膜❷异位等。亦可由于精神、体质上的因素，如精神过度紧张、神经过敏、慢性疾病、贫血等引起痛经。

治疗方法

手疗法：第一步，用揉法揉止痛点 20 次；第二步，用揉法揉会阴点 20 次；第三步，用摩法摩腰腿脊反射区 20 次；第四步，用揉法揉合谷穴 20 次。

穴位疗法：按摩内关穴可强心定喘，有治疗心律不齐、心脏衰弱、心痛、心悸、胸闷等病症的功能。配伍三阴交穴和素髎穴可治疗痛经。

药膳调理法：痛经茶，可温经止痛，适用于治疗因气滞血淤引起的痛经。

防治小贴士

患者做适当的保健操或进行保健功能活动，对帮助子宫恢复位置相当有益。

1. 仰卧：每天坚持 2～3 次并腿仰卧，双膝稍屈起，做腹式呼吸 20 次。腹式呼吸是指吸气时胸部不扩张、腹部隆起，呼气时胸部不收缩，而腹部收缩、凹陷。

2. 直立：脚跟提起，再放下。每回做 20 次，每天坚持 3 回。

痛经的诊病方法

观面诊病

头痛、头晕、出汗

面色苍白

恶心、呕吐

观手诊病

肝区
青暗无光

小鱼际有紫
黑色斑点

大鱼际颜色发青

3 线外侧有三
角形纹

痛经的治疗方法

会阴点
用揉法揉 20 次

止痛点
用揉法揉 20 次

腰腿脊反射区
用摩法摩 20 次

合谷穴
用揉法揉 20 次

取穴技巧：
将右手的 3 个手指
头并拢，将无名指放
在左手的腕横纹上，
这时右手食指和左
手手腕交叉点的中
点处就是内关穴

　　按摩内关穴，可强心定喘，有治疗心律不齐、
心脏衰弱、心痛、心悸、胸闷等病症的功能。配
伍三阴交穴和素髎穴可治疗痛经。

药膳调理法·温经止痛之痛经茶

【原料】香附、乌药、延胡索各 10 克，肉桂 3 克。

【做法】将上述材料共同研成细末，以沸水冲泡成茶。

【功效】可温经，理气，止痛，适用于治疗因气滞血淤引起的痛经。

闭经

发育正常的女性，一般 12 ~ 14 岁月经来潮。若女性年满 18 岁尚未行经，或年满 16 岁后，既无月经又无性征发育，或月经周期建立后，又非生理性停经 3 个月以上，都称为"闭经"，又叫"不月""月事不来"。

本节名词

❶ 血海

这里指人体的器官名，即肝脏。肝脏具有贮藏和调节血液的功能。

❷ 丘脑

是间脑中最大的卵圆形灰质核团，位于第三脑室的两侧，是人脑中产生意识的核心器官。

❸ 席汉氏综合征

属常见的垂体前叶功能减退症。多因产妇在分娩时大出血，造成垂体缺血性坏死，垂体前叶的内分泌功能不足所致。

症状

青年女性的鼻翼及鼻下同时发红，或眼睛外眦下的三角区出现单纯性血管增生的现象，提示其患有闭经。

5 线的起始端出现小"岛"形纹、三角纹或"人"状纹。9 线出现点断性连接。11 线短小或无，或只见浅显的一条，模糊不清。

病因

中医学上认为，闭经的发生主要是由于情志不舒，饮食劳倦，房劳多产，以及失血、寒邪、湿浊等导致心、脾、肝、肾功能失调，以致肝肾不足，精血双亏，气血虚弱，血海❶空虚，无血以下；或因气滞血淤，痰湿阻滞，冲任不通，经血不得下行而成。

现代医学中认为引起闭经的原因较为复杂。它不仅涉及丘脑❷下部 - 脑垂体 - 卵巢轴的功能失调，还有可能是由人体的全身性疾病或局部的疾病所致，甚至可能是由过度疲劳、重大精神创伤等原因造成的。

治疗方法

手疗法：第一步，用按法按生殖穴 7 分钟；第二步，用掐法掐会阴点 7 分钟；第三步，用掐法掐合谷穴 7 分钟。

穴位疗法：血海穴是人体脾血的归聚之处，具有祛淤血和生新血的功能；还能清血利湿，治疗一切血病及月经不调、崩漏、闭经等症。

药膳调理法：黄芪枸杞子炖乳鸽，适用于治疗因气血虚寒引起的闭经。

防治小贴士

做好计划生育的措施，尽量减少宫腔手术，能有效预防闭经。闭经与女性的七情内伤关系密切，因此宜调节情志。正确处理产程，防止产时、产后大出血。一旦发生大出血，应及时输血抢救，防止出现席汉氏综合征❸而血枯、经闭。

闭经的诊病方法

观面诊病

眼部外眦下的三角区出现单纯性血管增生

鼻翼及鼻下同时发红

观手诊病

9 线出现点断性连接

11 线短小或无

5 线的始端出现"岛"形纹

闭经的治疗方法

会阴点用掐法掐 7 分钟

合谷穴用掐法掐 7 分钟

生殖穴用按法按 7 分钟

取穴技巧：正坐，跷左足，置放在右腿上；将右手除拇指以外的四指并拢，将小指尖置于膝盖骨内侧的上角，则食指指腹所在的位置即是血海穴

膝盖骨

血海穴是人体中脾血的归聚之处，具有祛淤血和生新血的功能；能清血利湿，治疗一切血病及月经不调、崩漏、闭经等症。

药膳调理法·祛寒补气之黄芪枸杞子炖乳鸽

【原料】黄芪、枸杞子各 30 克，乳鸽 1 只。

【做法】将乳鸽洗净，与黄芪、枸杞子一同放入锅中，加水适量，炖熟即可。

【功效】适用于治疗因气血虚寒引起的闭经。

子宫肌瘤

子宫肌瘤也称"子宫平滑肌瘤"，是女性生殖器官中最常见的一种良性肿瘤，主要由子宫平滑肌❶的细胞增生而形成。多见于 30 ～ 50 岁的妇女。依肌瘤生长的部位分为子宫体肌瘤和子宫颈肌瘤。

本节名词

❶ 平滑肌

即"无纹肌"的通称。它被视为较横纹肌原始的一种肌肉。它除作为无脊椎动物的躯体肌而广泛分布外，也是脊椎动物除心肌之外的大部分内脏肌的组成部分。

❷ 发物

指富于营养或有刺激性，容易使疮疖或某些病状发生变化的食物，如羊肉、鱼、虾等。

症状

子宫肌瘤的典型症状为女性月经过多和出现继发性贫血；经期延长，间隔缩短，出现不规则或淋漓不断的阴道出血；下腹部有包块。

女性眼部外眦的三角区处有深色的钩状或螺旋状血管，提示其易患子宫肌瘤。外眦角下方有一条或多条深红色血管，提示患有子宫肌瘤。

掌部的子宫区出现黑色暗斑，耳区出现淡褐色斑点，提示患者有月经过多和继发性贫血等现象出现。3 线尾端有 2 个紧密相连的小"岛"形纹，是提示患有子宫肌瘤的信号。

病因

子宫肌瘤的病因尚不明了。但根据大量临床观察和实验结果证明，肌瘤是一种依赖雌激素生长的肿瘤。它尤其在高雌激素的环境中生长明显，而在女性绝经后逐渐缩小。子宫肌瘤患者常伴卵巢充血、胀大、子宫内膜增生过长，提示这与过多的雌激素刺激有关。

治疗方法

手疗法：第一步，用摩法摩生殖区 20 次；第二步，用掐法掐脾胃穴 20 次；第三步，用掐法掐生殖穴 20 次；第四步，用掐法掐肾穴 20 次。

穴位疗法：将阳陵泉穴与关元穴、子宫穴、秩边穴、气海穴、血海穴、三阴交穴配伍，施以电针，可治疗子宫肌瘤。

药膳调理法：食用益母陈皮蛋，可预防子宫肌瘤。

防治小贴士

饮食宜清淡，不宜食用羊肉、虾等发物❷。忌食刺激性食物及饮料。禁食桂圆、红枣、阿胶、蜂王浆等带有热性、凝血性和含激素成分的食品。

子宫肌瘤的诊病方法

观面诊病

眼外眦的三角区内有深色的钩状或螺旋状血管

眼部的外眦角下方有一条或多条深红色血管

观手诊病

耳区出现淡褐色斑点

子宫区有黑色暗斑出现

3 线尾端有 2 个小"岛"形纹

子宫肌瘤的治疗方法

生殖区
用摩法摩 20 次

脾胃穴
用掐法掐 20 次

肾穴
用掐法掐 20 次

生殖穴
用掐法掐 20 次

取穴技巧：
正坐，垂足，与地面约成 90 度，上身稍向前俯，用左手手掌轻握右腿膝盖的前下方，四指向内，则拇指指腹所在位置的穴位即是阳陵泉穴

将阳陵泉穴与关元穴、子宫穴、秩边穴、气海穴、血海穴、三阴交穴配伍，施以电针，可治疗子宫肌瘤。

药膳调理法 · 益母陈皮蛋

【原料】益母草 50 克，陈皮 9 克，鸡蛋 2 个。

【做法】将以上材料加水适量，共煮，待蛋熟后去壳，再煮片刻，吃蛋，喝汤。

【功效】可预防子宫肌瘤。

卵巢囊肿

卵巢囊肿是卵巢肿瘤中最多见的一种，分浆液性和黏液性的两种。浆液性囊肿为单房，含浆液。黏液性囊肿为多房，含黏液，可发展成巨大肿瘤、囊性畸胎瘤❶等。两种囊肿均属良性，应切除，以防恶变。

本节名词

❶ 畸胎瘤

由种质细胞或胚胎干细胞衍生而来的瘤性组织，其排列结构错乱，往往含有外、中、内3个胚层的多种组织成分。

❷ 瘦肉精

是一类动物用药，将其添加于饲料中，可以增加动物的瘦肉量，减少饲料的使用，使肉品提早上市，降低成本。但它会对人体产生副作用。

症状

随肿瘤增大，人体会出现下腹不适，下腹中有膨隆包块。巨大肿瘤会让人出现压迫症状，使人排便困难，呼吸困难。腹部或下腹部中可按及包块。

掌中出现13线，提示女性有可能患卵巢囊肿病。3线尾端有长叶状"岛"形纹，13线末端有小"岛"形纹，提示卵巢囊肿的病情加重，要引起足够重视。

病因

1. 遗传因素：据统计，20%～25%的卵巢肿瘤患者有家族史。

2. 与环境及生活方式相关的因素：食物的污染，如蔬菜等使用的植物生长素；家畜、家禽等的饲料配方中瘦肉精❷类的激素成分。

3. 内分泌因素：卵巢虽小，却是产生卵子并排卵，以及平衡内分泌的重要器官。卵巢肿瘤多发生于女性内分泌旺盛的生育年龄，所以它被认为与女性的内分泌失调有关。

治疗方法

手疗法：第一步，用按法按生殖区15次；第二步，用摩法摩劳宫穴20次；第三步，用摩法摩肾穴20次；第四步，用按法按卵巢区15次。

穴位疗法：昆仑穴属足太阳膀胱经上的穴位。针对女性卵巢、男性睾丸的功能异常及鸡鸣下痢等病症有良好效果。

药膳调理法：卵巢囊肿的患者不宜食用辛辣香燥发散、性暖温补、温阳补气的食物，如辣椒、公鸡、羊肉、荔枝干等。山楂黑木耳红糖汤，可活血散淤，健脾补血，适用于治疗因卵巢囊肿伴有的月经不畅。

卵巢囊肿的诊病方法

观面诊病

呼吸困难

观手诊病

13 线末端有小"岛"形纹

3 线尾端有长叶状"岛"形纹

掌中出现 13 线

卵巢囊肿的治疗方法

肾穴
用摩法摩 20 次

生殖区
用按法按 15 次

劳宫穴
用摩法摩 20 次

卵巢区
用按法按 15 次

脚踝

取穴技巧:
正坐,垂足,将要按摩的脚稍向斜后方移至身体侧边,脚跟抬起。用同侧手,四指在下,掌心朝上,扶住脚跟底部。拇指弯曲,指腹置于外脚踝后的凹陷处,则拇指所在的位置即是昆仑穴

昆仑穴属足太阳膀胱经上的穴位。针对女性卵巢、男性睾丸的功能异常及鸡鸣下痢等病症有良好效果。

药膳调理法 · 活血散淤之山楂黑木耳红糖汤

【原料】山楂 100 克,黑木耳 50 克,红糖 30 克。

【做法】将山楂水煎出约 500 毫升的汁水后去渣,加入泡发的黑木耳,用小火煨烂,加入红糖即可。

【功效】活血散淤,健脾补血。适用于治疗因卵巢囊肿伴有的月经不畅。

乳腺增生

乳腺增生也就是乳腺上皮增生，俗称"小叶增生"。它是女性的乳腺疾病中的常见病，是一组既非炎症，又非肿瘤的病变；是以乳腺小叶和中段、末段导管的扩张、增生和囊性改变为主的一个过程。

本节名词

❶ 乳头溢液

是乳腺疾病中的常见症状。是指在非生理性的情况下，即与妊娠、哺乳无关的情况下，一侧或双侧的乳房中来自一个或多个导管的自然溢液，带有间断性，亦可持续数月甚至是数年。

症状

肿块呈结节状，大小不一，质韧而有囊性感，与皮肤和深层组织之间无粘连，并可推动。腋窝、肩背部偶有酸胀感，但腋窝的淋巴结无肿大的现象。偶伴有乳头溢液❶，溢液可为黄色、黄绿色或无色的浆液。

耳部的胸椎穴区有白色点状或条索状改变，目内眦处长有凸起的肉结，提示人体患有乳腺增生。

掌部的大鱼际颜色发青，肝区青暗，提示人体患有乳腺增生。手掌的无名指下的 2 条主线之间有倾斜的冬青树叶状"岛"纹符号，相切两主线，提示人体患有乳腺增生。若出现双重叶状"岛"纹，提示人体患腋窝部淋巴结炎。

病因

中医认为：情志不畅，肝气不得正常疏泄而气滞血淤，疾凝冲任不调者，常出现月经紊乱，面部有色斑的现象。现代医学认为，婚育、膳食、人生存的外界环境和遗传因素是导致乳腺发病的主要原因。

治疗方法

手疗法：第一步，用擦法擦心穴 20 次；第二步，用擦法擦肾穴 20 次；第三步，用擦法擦劳宫穴 20 次；第四步，用擦法擦生殖穴 20 次。

穴位疗法：按摩膻中穴主治乳腺炎、乳腺增生等病症。

药膳调理法：海带鳖甲猪肉汤，适用于治疗乳腺增生。

防治小贴士

有乳腺增生的女性如果同时具备下面几种情况就需要警惕了：一是出现乳腺增生的时间较长，二是增生的结节摸上去很多、很明显，三是自己的年龄在 40 ~ 60 岁的癌症高发期，四是有家族病史。如果兼有这几个因素，女性就应该特别注意自己身体的变化，以免危及健康。

乳腺增生的诊病方法

观面诊病

目内眦处长有凸起的肉结

耳部的胸椎穴区处有白色的点状或条索状改变

观手诊病

肝区颜色青暗

大鱼际颜色发青

出现与1线和2线相切的"岛"形纹

乳腺增生的治疗方法

心穴
用擦法擦 20 次

肾穴
用擦法擦 20 次

劳宫穴
用擦法擦 20 次

生殖穴
用擦法擦 20 次

取穴技巧：
正坐，伸双手向胸，手掌放松，约成瓢状，掌心向下，中指指尖置于双乳之间中点的位置处即是膻中穴

按摩膻中穴主治乳腺炎、乳腺增生、乳汁过少、肋间神经痛等症，长期按压此穴，有很好的调理和保健功效。

药膳调理法·海带鳖甲猪肉汤

【原料】海带、鳖甲（打碎）、猪瘦肉各 65 克，盐、麻油各适量。

【做法】将海带去除杂质，泡开后切成块，与鳖甲、猪瘦肉共同煮汤，汤成后加入适量盐、麻油调味。

【功效】适用于治疗乳腺增生。

不孕症

女子结婚后，夫妇同床 2 年以上，其配偶的生育功能正常，未避孕而不受孕者，称"原发性不孕"。如女性曾生育或流产后，未避孕，又 2 年以上不再受孕者，称"继发性不孕"。

本节名词

❶ 幼稚型子宫

是指女性已进入育龄期，但其子宫的发育还停留在幼儿阶段。

❷ 宫颈

位于子宫下部，近似圆锥体，其上端与子宫体相连，下端深入阴道。是女性生殖系统中的重要组织器官之一。

❸ 肠套叠

是指人体中的一段肠管套入与其相连的肠腔内，并导致肠内容物通过障碍。

症状

女性的人中平浅或几乎看不到人中，提示其患有不孕症。人中上下宽窄几乎一样，两侧的棱边明显肥厚，提示女性的子宫为**幼稚型子宫❶**，属患有先天不孕症。

掌部的肾区及生殖区皮肤枯白，青筋浮现，多提示属器质性病变引起的不孕症。坤位低陷，青筋突出，提示生殖功能低下、不孕。坎位的皮肤干枯、苍白，表明生殖功能衰弱，不易受孕。11 线短，有分裂，或消失，或没有，3 线短或断裂，多属于性功能减退；提示女性性冷淡，不易怀孕。近掌根处有羽毛样细纹或横向艮位的横断线，亦属不孕的倾向。

病因

导致不孕症的因素很多，如先天性无卵巢、多囊卵巢、输卵管炎症、子宫内膜异位症、子宫肌瘤及子宫颈炎、**宫颈❷**狭窄等。研究者认为，因心理因素引起的不孕较常见，故保持良好的心理卫生也很重要。

治疗方法

手疗法：第一步，用按法按肾穴 15 次；第二步，用摩法摩生殖区 20 次；第三步，用推法推小手指 20 次；第四步，用按法按劳宫穴 15 次；第五步，用按法按关冲穴 15 次。

穴位疗法：按摩滑肉门穴对慢性胃肠病、呕吐、胃出血、月经不调、不孕症、**肠套叠❸**、脱肛等病症有很好的调理和保健作用。

药膳调理法：茉莉花白糖饮，可理气解郁，活血散淤，适用于治疗多年不孕。

防治小贴士

1. 增加营养。经常服用多种维生素，有利于增加受孕的机会。

2. 避免不良环境因素的影响，在从事一些可能影响生育的工作时应当注意防护。

不孕症的诊病方法

观面诊病

人中平浅，或上下宽窄一样，两侧棱边肥厚

观手诊病

近掌根处有羽毛样的细纹

11 线上有分叉

3 线断裂

不孕症的治疗方法

小手指
用推法推 20 次

肾穴
用按法按 15 次

生殖区
用摩法摩 20 次

劳宫穴
用按法按 15 次

关冲穴
用按法按 15 次

取穴技巧：
仰卧或正坐，拇指与小指弯曲，中间 3 指伸直，并拢，手指朝下，以食指第一关节贴于肚脐之上，则无名指第二关节所在的位置即是滑肉门穴

肚脐

按摩滑肉门穴对慢性胃肠病、呕吐、不孕症、肠套叠、脱肛等病症有很好的调理和保健作用。

药膳调理法·理气解郁之茉莉花白糖饮

【原料】茉莉花 5 克，白糖 10 克。

【做法】将茉莉花和白糖一同放入杯中，以沸水冲泡 15 ~ 30 分钟即可。

【功效】理气解郁，活血散淤，适用于治疗多年不孕。

百日咳

百日咳,俗称"鸡咳""鸬鹚咳",是一种儿童中常见的传染病,多为嗜血性百日咳杆菌引起的急性呼吸道传染病,经由飞沫传染。临床上以阵发性痉挛性咳嗽、鸡鸣样吸气吼声为特征,病程可长达 2 ~ 3 个月,因此被命名为"百日咳"。此病多发生于冬、春两季。

本节名词

❶ 呼吸道

是人体的肺呼吸时气流所经过的通道。有肺脊椎动物的呼吸道分为上、下两部分:鼻、咽和喉合称为上呼吸道;气管及其以后一分再分的管道合称为下呼吸道,或称为"气管树"。

❷ 纤毛

从真核细胞表面延伸出来的膜包围的运动结构;它具有微管束组成的核心,能够进行重复的拍击运动。许多细胞的表面具有大量的纤毛,单细胞生物可借其游动。

症状

炎症期出现微热、咳嗽、流鼻涕等现象,类似感冒,为期大约 7 天。痉咳期咳嗽逐渐加重,且呈阵发性咳嗽,尤以夜间为多。发作时以短咳形式连续咳十余声至数十声,期间呼气不断。咳毕有特殊的鸡鸣样回声,易引起呕吐。

小儿拇指横纹中央处出现明显脉络,脉络颜色浅,说明咳嗽的症状轻;脉络颜色深,说明咳嗽症状重。无名指的横纹处出现紫色脉纹。

病因

百日咳是由百日咳嗜血杆菌引起的急性呼吸道❶传染病。百日咳杆菌侵入呼吸道后,黏附于人体呼吸道上皮细胞的纤毛❷上,繁殖并产生毒素而导致百日咳。

治疗方法

手疗法:第一步,用按法按少商穴 20 次;第二步,用按法按商阳穴 20 次;第三步,用按法按中冲穴 20 次;第四步,用掐法掐咳喘点 20 次。

穴位疗法:按摩丰隆穴适用于百日咳的初咳期。以针灸疗法,配伍列缺穴、合谷穴、曲池穴、风门穴、肺俞穴等,可治疗百日咳及其引起的痰多等症。

药膳调理法:川贝冰糖米汤,可润肺,祛痰,止咳,适用于治疗百日咳。

防治小贴士

1. 因为本病具有传染性,所以患儿应该被隔离 4 ~ 7 周。在小儿患病期间不应该从精神上刺激他,要加强患儿的营养摄入,并尽量带患儿去户外活动。

2. 注意对患儿的保暖,预防风寒。让患儿适当休息,多饮用白开水。患儿居住的房间要注意通风,保持室内空气流通,避免煤气、烟尘等的刺激。

百日咳的诊病方法

观面诊病

微热、流鼻涕、类似感冒

咳嗽，咳毕有特殊的鸡鸣样回声

观手诊病

小儿拇指横纹的中央处出现明显的脉络；脉络颜色浅，说明咳嗽的症状轻，脉络颜色深，说明咳嗽的症状重

无名指的横纹上出现紫色脉纹

百日咳的治疗方法

中冲穴
用按法按 20 次

商阳穴
用按法按 20 次

咳喘点
用掐法掐 20 次

少商穴
用按法按 20 次

外膝眼

外踝尖

取穴技巧：
正坐，屈膝，垂足，将一手的手指放于同侧腿的侧部，其中该手的中指位于外膝眼到外踝尖连线的中点处，则中指所在的位置即是丰隆穴

　　丰隆穴是中医针灸中良好的化痰穴，具有化痰湿、宁神志之功效，适用于百日咳的初咳期；以针灸疗法，配伍列缺穴、合谷穴、曲池穴、风门穴、肺俞穴等，可治疗百日咳及其引起的痰多等症。

药膳调理法·祛痰止咳之川贝冰糖米汤

【原料】米汤 500 毫升，川贝母 20 克，冰糖 50 克。

【做法】将上述材料放入锅中，加水适量，煎服。5 岁以下的小儿每次饮用 30 毫升。

【功效】润肺、祛痰、止咳，适用于治疗百日咳。

眩晕

眩晕是目眩和头晕的总称。"眩"是指人眼花、视物不清和昏暗发黑的现象；"晕"是指视物旋转，或仿佛天旋地转，不能站立的情形。因为眩和晕总是同时并见，故习惯上把它们合称作"眩晕"。

本节名词

❶ 脑缺氧

即大脑缺氧，表现为头晕、头痛、脑胀，严重的时候出现耳鸣、眼花，有时伴有恶心、呕吐的症状。

❷ 低血糖

是指人体的血糖水平低于3.36毫摩尔每升的现象。

❸ 颅内压

即颅腔内脑脊液的压力，正常为100～150毫米水柱，10～15毫米汞柱。

症状

回转性眩晕的主要症状为天旋地转，诱发性眩晕通常发生在突然将头后仰，或坐着之后再站起时；浮动性眩晕则会使人感觉好像踩在棉花上；动摇性眩晕会让患者如临地震，出现上下摇动的眩晕感。

此病伴有耳鸣、耳聋、恶心、呕吐、腹泻、面色苍白、血压下降、头痛等症状。人体的眼外眦有较粗大的血管，弯曲，色深，提示其患有眩晕。

掌纹中的1、2、3线均较浅淡。2线中央出现大"岛"形纹。指甲均出现苍白色的改变。

病因

头晕目眩是脑神经失调的一种表现。如果只是偶然发生，那可能是因熬夜、用脑过度，或室内空气太闷，造成**脑缺氧**❶所致。但若是一再发生，则要考虑贫血、**低血糖**❷、直立性低血压、高血压、动脉硬化症、**颅内压**❸降低、神经衰弱、脑血栓、鼻炎、药物副作用等原因。

治疗方法

手疗法：第一步，用掐法掐头穴20次；第二步，用点法点肝胆穴20次；第三步，用按法按关冲穴20次；第四步，用按法按中冲穴20次。

穴位疗法：五处穴，属足太阳膀胱经上的穴位，按摩此穴具有宁神止痛、活血通络之功效。长期按摩此穴，可有效治疗头痛、眩晕、癫痫等病症。

药膳调理法：患此病者，可常食用枸杞子、天麻、红枣、陈皮、猪脑等。枸杞子炖羊脑，适用于治疗眩晕。

防治小贴士

急性头晕目眩发作的患者，应静卧，解除精神紧张；忌摄入酒、咖啡等刺激、亢奋性的饮料和食品；多食用富含维生素C的水果，如柠檬、葡萄等。

眩晕的诊病方法

观面诊病

面色苍白

耳鸣、耳聋

恶心、呕吐

观手诊病

指甲均出现苍白色的改变

2线中央出现大"岛"形纹

眩晕的治疗方法

头穴
用掐法掐 20 次

肝胆穴
用点法点 20 次

中冲穴
用按法按 20 次

关冲穴
用按法按 20 次

取穴技巧：
一手中间 3 指并拢，其他 2 指弯曲，掌心向着颜面，无名指第一关节全入发际，放于发际上的正中处，则食指指尖所在的位置即是五处穴。可依此法找出另一穴

　　五处穴属足太阳膀胱经上的穴位，具有宁神止痛、活血通络之功效。长期按摩此穴，可有效治疗头痛、眩晕、癫痫等疾病。

药膳调理法 · 补脑益神之枸杞子炖羊脑

【原料】枸杞子 10 克，羊脑 1 副。

【做法】加清水适量，炖熟，随后调味即可。

【功效】适用于治疗眩晕。

头痛

头痛是临床上最常见的症状之一，它涉及多个系统，尤其是在神经系统疾病中多见。其病因十分复杂，发病率高。有人称头痛是仅次于感冒的常见病，其实头痛更多的是一种症状，而不是一种疾病。头痛一般是指人的头的前面在眉毛以上，后面枕下部以上，即在头颅上半部这一范围内出现的疼痛。

本节名词

❶ 眉弓

额头下长眉毛处，且突出如弓形的部位。

❷ 痿痹

又名"痿躄"。痿是手足痿弱，无力运动的表现；痹是人的肢体麻痹、疼痛，或四肢挛急的表现。

症状

头痛是临床上常见的症状，指局限于头颅上半部，包括眉弓❶、耳轮上缘和枕外隆突连线以上的部位发生疼痛。

黑睛正上方有一条较粗的毛细血管，提示人体患有头痛。人体的目内眦上方呈爪样增生，提示人体患有神经性头痛。

2线平直上翘且横贯手掌，提示人体易患头痛。2条平行的4线向小指方向直上而去，提示多因人的生活无规律，影响头部的神经、血管，导致其患有偏头痛。2线上出现斜向小指的干扰纹，且食指第二指节有星形纹者，提示其心理多疑，平素抑郁寡言，稍受刺激会不安，故易导致紧张性头痛。

病因

头痛是临床上最为常见的症状之一，是人体对各种致痛因素所产生的主观感觉，属于疼痛的范畴。致痛因素可以是物理的，化学的，生物化学性的或机械性的等。

治疗方法

手疗法：第一步，用点法点头穴20次；第二步，用点法点前头点20次；第三步，用点法点头顶点20次；第四步，用点法点偏头点20次；第五步，用点法点后头点20次。

穴位疗法：按摩解溪穴对头痛、眩晕、腹胀、脚腕痛、下肢痿痹❷、肾炎、便秘、肠炎、唇痛及眼疾等病症有很好的调理和保健功效。

药膳调理法：荷叶鸡蛋汤，可养阴清热，静心安神，适用于治疗因阴虚阳亢引起的头痛。

头痛的诊病方法

观面诊病

眼睛的黑睛正上方有一条较粗的毛细血管

目内眦上方呈爪样增生

观手诊病

食指的第二指节上出现星形纹

2 线上出现干扰纹

2 线平直上翘且横贯手掌

出现 2 条平行的 4 线

头痛的治疗方法

头穴
用点法点 20 次

前头点
用点法点 20 次

头顶点
用点法点 20 次

后头点
用点法点 20 次

偏头点
用点法点 20 次

取穴技巧：
侧坐，一腿屈膝，脚放平，用同侧的手掌抚膝盖处；拇指在上、四指指腹循胫骨直下至足腕处，在系鞋带处、两筋之间的凹陷处即是解溪穴

按摩解溪穴对头痛、眩晕、腹胀、便秘、脚腕痛、下肢痿痹、肾炎、肠炎、口痛及眼疾等病症有很好的调理和保健功效。

药膳调理法·静心安神之荷叶鸡蛋汤

【原料】荷叶 1 ~ 2 片，鸡蛋 2 个，红糖适量。

【做法】将荷叶、鸡蛋洗净，加水同煮，待熟后去掉蛋壳，再煮 1 小时，去荷叶，加入红糖即可。

【功效】养阴清热，静心安神，适用于治疗因阴虚阳亢引起的头痛。

失眠

失眠，又称"不寐""不得眠""不得卧""目不暝"，是人经常不能正常睡眠的一种病症。常伴有白天精神状况不佳、反应迟钝、疲倦乏力，严重影响人的日常生活和工作学习。

本节名词

❶ 脑膜炎

是指一种人体的脑膜或脑脊膜被感染的疾病。通常伴有细菌或病毒感染身体上的任何一部分的并发症，比如耳部或上呼吸道感染。

❷ 癔症

原有的注释为"心意病也"，也称"歇斯底里"，是一种较常见的精神病。目前认为癔症患者多具有易受暗示，喜夸张，感情用事和高度以自我为中心等性格特点，一般情况下由精神因素或不良暗示引起发病。

症状

人入睡困难或不能熟睡，容易被惊醒；醒后无法再入睡；睡过之后精力没有恢复；频频从噩梦中惊醒，自感整夜都在做噩梦；发病时间可长可短，短者数天可好转，长者持续数日，难以恢复。

人手掌上的智慧线断续不齐，命运线呈波浪形，提示人的心理状态不稳定，易受外界刺激，干扰，情绪波动大，入睡后容易醒。智慧线尾端有三角形纹，提示人患有神经衰弱，易导致失眠。食指掌指关节附近出现片状的白色，提示人体心脾两虚，多梦，易醒。巽位处有一条紫暗色青筋直冲食指，则表明情志失和，肝经郁结，性急善怒，烦躁，不易入眠。

病因

任何身体的不适症状均可导致失眠；不良的生活习惯，比如睡前喝浓茶、咖啡，吸烟等；因某个特别事件异常兴奋或忧虑也会导致机会性失眠。

治疗方法

手疗法：第一步，用摩法摩合谷穴 20 次；第二步，用摩法摩神门穴 20 次；第三步，用摩法摩关冲穴 20 次；第四步，用摩法摩安眠点 20 次。

穴位疗法：强间穴位于头部，适当刺激它可治疗头痛、目眩、颈项疼痛、癫痫、心烦、失眠等症；并对脑膜炎❶、神经性头痛、血管性头痛、癔症❷等也有明显疗效。

药膳调理法：酸枣仁汁，可让人安定精神，自然入睡，适用于治疗失眠。

防治小贴士

床的硬度和枕头的高度应适中；生活有规律，晚餐不宜吃过饱，睡前不饮用茶和咖啡等刺激性饮料；以食用清淡而富含蛋白质、维生素的饮食为宜。

失眠的诊病方法

观面诊病

入睡困难、不能熟睡、易被惊醒

观手诊病

智慧线断续不齐

命运线呈波浪形

智慧线尾端有三角形纹

失眠的治疗方法

神门穴
用摩法摩 20 次

关冲穴
用摩法摩 20 次

安眠点
用摩法摩 20 次

合谷穴
用摩法摩 20 次

取穴技巧：
正坐或俯卧，伸双手过颈，置于后脑处；掌心向头，扶住后脑勺；四指指尖并拢，指向头顶，中指指尖所在位置的穴位即是强间穴

　　强间穴属督脉上的穴位，位于头部，按摩它可治疗头痛、目眩、颈项疼痛、癫痫、心烦、失眠等症。并对脑膜炎、神经性头痛、血管性头痛、癔症等也有明显的疗效。

药膳调理法 · 安定精神之酸枣仁汁

【原料】酸枣仁 9 克。

【做法】将酸枣仁研末，用水煎煮 20 分钟左右，煎至水还剩一半时服用。

【功效】可使人的精神安定，让人自然入睡，适用于治疗失眠。

含章 新实用

美 食 菜 谱 / 中 医 理 疗

阅读图文之美 / 优享健康生活